Annette Fox-Boyer

P.O.P.T.
Psycholinguistisch orientierte Phonologie-Therapie
Therapiehandbuch

Zur Autorin:

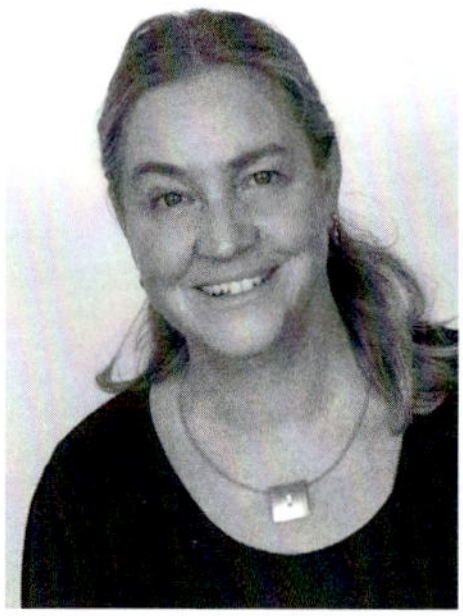

PD Annette Fox-Boyer PhD absolvierte ihre Ausbildung zur Logopädin in Mainz und setzte diese nach mehrjähriger Berufstätigkeit mit dem Schwerpunkt Kindersprache durch einen Master in Neuropsycholinguistik und eine Promotion unter Prof. B. Dodd am Department of Speech der Universität Newcastle, GB, fort. Thematische Schwerpunkte der Autorin sind der Erwerb der kindlichen Aussprachefähigkeiten, Aussprachestörungen und phonologische Bewusstheit. Sie arbeitet als wissenschaftliche Mitarbeiterin an der Universität zu Lübeck und vertritt dort die pädiatrische Logopädie. Zuvor war sie als Professorin für Logopädie an der Europäischen Fachhochschule in Rostock und der Hochschule Fresenius Hamburg/Idstein tätig. Sie vertrat jeweils den Bereich Aussprachestörungen. Zu diesem Thema verfasste sie ein Lehrbuch und einen Ratgeber für Eltern, Erzieher, Therapeuten und Ärzte zum Thema Aussprachestörungen (Fox, Groos und Schauß-Golecki, [3]2015). Zur Differenzialdiagnose von Aussprachestörungen veröffentlichte sie die PLAKSS-II, die Psycholinguistische Analyse kindlicher Aussprachestörungen (Fox-Boyer, 2014).

Annette Fox-Boyer

P.O.P.T.

Psycholinguistisch orientierte Phonologie-Therapie

Therapiehandbuch

WISSEN

Schulz-Kirchner Verlag

Bibliografische Information der Deutschen Nationalbibliothek
Die Deutsche Nationalbibliothek verzeichnet diese Publikation in der Deutschen Nationalbibliografie; detaillierte bibliografische Daten sind im Internet über http://dnb.d-nb.de abrufbar.

5., überarbeitete Auflage 2025
4. Auflage 2022
3., aktualisierte Auflage 2019
2. Auflage 2015
1. Auflage 2014
ISBN 978-3-8248-1182-3
eISBN 978-3-8248-0971-4

Mollweg 2, D-65510 Idstein
Vertretungsberechtigte Geschäftsführer:
Dr. Ullrich Schulz-Kirchner, Martina Schulz-Kirchner
Fachlektorat: Dr. phil. Christiane Lücking
Lektorat: Doris Zimmermann
Umschlagentwurf und Layout: Petra Jeck
Druck und Bindung:
Plump Druck & Medien GmbH, Rolandsecker Weg 33, 53619 Rheinbreitbach
Printed in Germany

Inhaltsverzeichnis

Vorwort

Im Jahr 2003 wurde mein Buch „Kindliche Aussprachestörungen" veröffentlicht, worin zum ersten Mal die von mir konzipierte Psycholinguistisch orientierte Phonologie-Therapie (P.O.P.T.) beschrieben wurde. In den folgenden Jahren habe ich dieses Konzept ergänzt und leicht modifiziert, aber dennoch blieb es recht theoretisch. In sich war und ist die Beschreibung schlüssig und korrekt, aber die Ableitung des praktischen Handelns auf der Basis dieser Darstellung ist für viele Therapeut:innen und Studierende eine große Herausforderung. Aus diesem Grund habe ich mich entschlossen, ein kleines Therapiehandbuch zu verfassen, das möglichst praxisnah das tägliche Handeln mit P.O.P.T. beschreibt. So wird die Therapie verschiedener systemischer und struktureller phonologischer Prozesse Schritt für Schritt geschildert und durch Spiel- und Materialideen ergänzt. Probleme, die während der Behandlung auftreten können, und mögliche Lösungsvorschläge werden erörtert. Dagegen werden theoretische Grundlagen und Zusammenhänge eher kurz dargestellt, da die Praxis im Vordergrund stehen soll. Es werden aber kontinuierlich Hinweise gegeben, wo vertiefendes und vor allem aktuelles Wissen zu diesen Aspekten zu finden ist. Vier Quellen seien hier genannt: Die Kapitel aus meinem Buch „Kindliche Aussprachestörungen", auf die zur Vertiefung verwiesen wird, können einzeln digital beim Schulz-Kirchner Verlag bezogen werden. Weitere sehr aktuelle Hintergrundinformationen – insbesondere zu den Themen Ausspracheerwerb, Evidenzen für therapeutisches Handeln und mehrsprachige Kinder mit Aussprachestörungen – finden Sie in den Bänden I, II und V der Reihe „Handbuch Spracherwerb und Spracherwerbsstörungen" aus dem Elsevier Verlag sowie im Kapitel „Aussprachestörungen" im Buch „Sprachtherapie mit Kindern" (Fox-Boyer & Neumann, 2023). Abschließend ist insbesondere auf die AWMF-Leitlinie „Therapie von Sprachentwicklungsstörungen" (DGPP, 2022) (https://register.awmf.org/de/leitlinien/detail/049-015) hinzuweisen.

Ich danke Patricia Pomnitz, die Bausteine zur Therapie der Vorverlagerung beigetragen hat, und Kerstin Schauß, die auch ein Kapitel zu diesem Buch geschrieben hat.

Ich danke den Kindern, an denen ich lernen durfte, den vielen Leser:innen meines Buchs und vor allem auch den Teilnehmer:innen meiner Seminare für die vielen Fragen, die mich gezwungen haben, immer präziser zu werden. Mit diesem Buch wird die praktische Umsetzung des Konzeptes P.O.P.T. hoffentlich für Lehre und Therapie einfacher.

Annette Fox-Boyer

Einleitung

Die Psycholinguistisch orientierte Phonologie-Therapie – P.O.P.T. (Fox-Boyer, 2023) ist eine Therapieform für kindliche Aussprachestörungen in Form einer phonologischen Verzögerung oder einer konsequenten phonologischen Störung bei konsequenter Wortrealisation. Von diesen Problemen sind ca. 80 % aller Kinder mit Aussprachestörungen betroffen (Dodd, 2005; Fox-Boyer, 2023). P.O.P.T. wurde für die deutsche Sprache konzipiert, basiert aber auf einem sprachenunabhängigen psycholinguistischen Modell (Stackhouse & Wells, 1997), sodass diese Therapie auch sprachenunabhängig anwendbar ist. P.O.P.T. wird heute in mehreren europäischen, auch nicht deutschsprachigen Ländern angewendet. Dieses Buch wurde an das Dänische und Norwegische angepasst und für diese Länder veröffentlicht.

Einer Behandlung nach P.O.P.T. muss eine phonologische Prozessanalyse, wie sie mithilfe der PLAKSS-II (Fox-Boyer, 2014a), der Patholinguistischen Diagnostik bei Sprachentwicklungsstörungen (Kauschke et al., 2022) oder der Logo Ausspracheprüfung (Wagner, 2011) möglich ist, vorausgehen.

P.O.P.T. verfolgt das Ziel, das Kind zunächst über den Kanal der Input-Identifizierung und anschließend über den Kanal der bewusst kontrollierten motorischen Produktion von Einzellauten und KV[1]- oder VK-Silben in die Lage zu versetzen, Ziel- und Ersatzlaute eines betroffenen Prozesses auf Wortebene korrekt anzuwenden. Es wird davon ausgegangen, dass sich nach diesem Schritt eine selbstständige Generalisierung in die Spontansprache ergibt. Im Rahmen dieses Buches soll das Vorgehen nach P.O.P.T. anhand der Therapie verschiedener, häufig vorkommender phonologischer Prozesse verdeutlicht werden. Unterstützt wird das Ganze durch Spielideen.

Da Kinder mit Aussprachestörungen vom regelrechten Erwerb der Muttersprache rein zeitlich gesehen abweichen oder Veränderungen in ihrer Aussprache zeigen, die sich in der physiologischen Entwicklung nicht zeigen, bietet das erste Kapitel einen kurzen Einblick in den regelrechten Ausspracheerwerb im Deutschen. Fundierte Kenntnisse über den Ablauf der phonologischen Entwicklung sind von zentraler Bedeutung, um zu unterscheiden, ob es sich bei einem Ausspracheentwicklungsstand um einen altersgemäßen, verzögerten oder abweichenden Stand handelt. Kapitel 2 bietet einige

1 K = Konsonant, V = Vokal

für den Therapieansatz P.O.P.T. bedeutsame Informationen über Aussprachestörungen. In Kapitel 3 wird beschrieben, welche diagnostischen Schritte und Materialien eine fundierte Differenzialdiagnose ermöglichen. Mit Kapitel 4 erfolgt der Einstieg in das therapeutische Arbeiten nach P.O.P.T. Es wird ergänzt durch eine Darstellung des Vorgehens bei unterschiedlichen phonologischen Prozessen. Für die systemischen (= Ersetzungs-) Prozesse wird das Vorgehen sehr ausführlich für die Prozesse dargestellt, die Frikative betreffen (Kap. 5.1). Es empfiehlt sich, dieses Kapitel in jedem Fall zuerst zu lesen, bevor man in die Behandlungsschritte bei anderen systemischen, aber auch in die Behandlung struktureller Prozesse einsteigt.

Innerhalb der Prozessdarstellung wird das Vorgehen beschrieben und durch Spielideen ergänzt. Weiterhin wird auch auf Probleme eingegangen, die möglicherweise auftreten können.

Da es sich bei in der Sprachtherapie Tätigen in der Mehrzahl um Frauen handelt, wird in diesem Buch zur besseren Lesbarkeit die weibliche Person verwendet.

Der phonologische Erwerb im Deutschen – Normdatentabelle

Der Erwerb des phonologischen Systems beginnt schon vor der Geburt. Bereits im Mutterleib beginnt das Kind z. B. den Rhythmus seiner Muttersprache und Unterschiede zwischen Vokalen wahrzunehmen (Groome et al., 2000). Im ersten Lebensjahr fokussiert sich das neugeborene Kind immer mehr auf die Phone, Phoneme, den Rhythmus und die Phonotaktik der zu erwerbenden Muttersprache(n). Fox-Boyer & Schäfer (2015) und Fox-Boyer & Neumann (2023) beschreiben den rezeptiven und expressiven Erwerb der Phonologie im Alter von 0 und 3 Jahren ausführlich.

Die Lall-Entwicklung im ersten Lebensjahr, insbesondere der Einstieg in das kanonische Lallen im Alter von 5–10 Monaten, das darauffolgende vermehrte Produzieren kanonischer Äußerungen und die Produktion eines großen Spektrums an Lauten sind bedeutsame Bausteine der motorischen Sprechentwicklung und stellen eine der Voraussetzungen für den Einstieg in die Wortproduktion dar. Im zweiten Lebensjahr verwendet das Kind Lall-Äußerungen und Wörter parallel, wobei Erstere ab- und Letztere zunehmen. Das postkanonische Lallen besteht aus vielfältigen Lauten und komplexen Lautkombinationen inklusive Konsonantenverbindungen (CC), während die ersten Wörter in der Regel aus einfachen CV, VC, CVC oder CVCV-Kombinationen mit nur sehr wenigen Konsonanten (m n b p d t) bestehen.

Mit dem Einstieg in den Wortschatzspurt nimmt die Anzahl verwendeter Konsonanten zu und im dritten Lebensjahr können zunehmend komplexere Wortstrukturen beobachtet werden. Da Kinder in den ersten ca. sechs Monaten des Spurtes Wörter sehr schnell erfassen und imitieren, kommt es erst sukzessive zu stabil abgespeicherten Wortformen und motorischen Programmen für die Wortproduktion. Daher durchlaufen die Kinder eine Phase der inkonsequenten Wortrealisation.

Das Erreichen der Wortrealisationskonsequenz, d. h. der Fähigkeit, ein Wort immer gleich auszusprechen, mit spätestens 2;6–2;11 Jahren (Schäfer & Fox, 2006; Freese et al., 2024), kann als zentraler Grenzstein des Ausspracheerwerbs gesehen werden. Spätestens ab diesem Zeitpunkt ist es möglich, die Aussprache eines Kindes mithilfe von phonologischen Prozessen, d. h. regelhaften Abweichungen der Erwachsenensprache, zu beschreiben. Zwar lassen sich auch vor dem Alter von 2;5 Jahren bereits Prozesse beobachten, die Aussprache ist dabei aber noch von sehr vielen Einzelabweichungen gekennzeichnet, die sich nicht unbedingt beschreiben lassen.

Ein Auftreten von mindestens fünf gleichen Abweichungen, z. B. 5x Vorverlagerung von /k/ und/oder /g/ zu /t/ und/oder /d/ wird als phonologischer Prozess definiert. Dabei wurde in den Erhebungen von Fox-Boyer (2023) ein Prozess nur dann als physiologischer Prozess im Deutschen eingestuft, wenn mindestens 10 % der Kinder einer Altersgruppe diesen Prozess im Erwerb zeigten. Tabelle 1 zeigt die physiologischen phonologischen Prozesse, die bereits im zweiten Lebensjahr auftreten (Fox-Boyer & Schäfer, 2015), und diejenigen, die sich auch bei Kindern ab dem Alter von 3;0 Jahren noch beobachten lassen (Fox-Boyer, 2023). Angegeben ist immer der Prozentwert an Kindern einer Altersgruppe, die einen jeweiligen Prozess noch zeigen.

Mithilfe dieser Tabelle ist es möglich, festzustellen, ob die Prozesse, die ein Kind mit Verdacht auf eine Aussprachestörung zeigt, altersgemäß, verzögert oder pathologisch sind.
Altersgemäß ist ein Prozess, wenn er in der Tabelle aufgeführt wird und bei Altersgleichen noch beobachtbar ist. Dabei gelten die ersten sechs Monate nach dem angegebenen Überwindungsalter als eine „Phase des Abwartens".
Verzögert ist ein Prozess, wenn er länger als sechs Monate nach dem üblichen Überwindungsalter noch auftritt. Er wird unabhängig von der Länge der Verzögerung als solche eingestuft.
Pathologisch ist ein Prozess, wenn er in dieser Tabelle nicht aufgeführt wird oder wenn ein in der Tabelle mit „*" gekennzeichneter Prozess sehr häufig auftritt.
Phonetische Prozesse sind Prozesse, bei denen es zu Phonfehlbildungen kommt, das entsprechende Phonem aber korrekt angewendet wird. Diese Prozesse schränken die Verständlichkeit des Kindes nicht ein. Der fehlgebildete Laut kann eindeutig einem Phonem der deutschen Sprache zugeordnet werden, z. B. entspricht das interdentale /s/ = /θ/ eindeutig dem Phonem /s/ (siehe auch Kap. 2).
Für vertiefende Informationen zum phonologischen Erwerb im Deutschen siehe auch Fox-Boyer (2023), Fox-Boyer & Schäfer (2015), Fox-Boyer & Neumann (2023). Anhang I bietet eine erläuternde Beschreibung der einzelnen Prozesse.

Tab. 1: Physiologische phonologische Prozesse

Alter	2;0–2;5	2;6–2;11	3;0–3;5	3;6–3;11	4;0–4;5	4;6–4;11
Prozess / N		86	62	142	106	71
VV /ʃ/ → [s]	X	58**	46	34	15	20
RCC [2] i	X	41	35	12		
VV /ç/ → [s]	X	9	21	14		
VV /k g / → [t d]	X	12	20			
RV /ʃ/ → [ç]	X	33				
Glot Er /ʁ/ → [h ʔ]	X					
Deaffr /pf ts/	X					
VV /ŋ/ → [n]	X					
Ass (nur vereinzelt*)	X	15	16	11		
TuS (nur vereinzelt*)	X	16	11			
Plos (nur vereinzelt*)	X					
TfK (nur vereinzelt*)	X					
TsfK (nur vereinzelt*)	X					

* (nur vereinzelt) = Diese Prozesse dürfen nur sehr selten auftreten, und dann auch nur unsystematisch, um als physiologisch zu gelten. Treten sie konstant auf, ist dies als pathologisch zu werten!

** Alle Zahlen der Tabelle entsprechen Prozentwerten.

Anmerkungen:
VV = Vorverlagerung, RCC i = Reduktion von Konsonantenverbindungen initial,
RV = Rückverlagerung, Plos = Plosivierung, Tf(s)K = Tilgung (silben)finaler Konsonanten,
Glot Er = Glottale Ersetzung, Deaffr = Deaffrizierung, Ass = Assimilation,
TuS = Tilgung unbetonter Silben

2 Statt RKV wird RCC als Abkürzung verwendet, da KV im Deutschen sowohl für Konsonantenverbindung verwendet wird als auch für eine Konsonant-Vokal-Verbindung.

Grundlagen Aussprachestörungen

2

Kinder mit Aussprachestörungen machen häufig den Großteil der Patient:innen einer logopädischen/sprachtherapeutischen Praxis aus. In der Regel werden zu behandelnde Kinder im Alter zwischen 3;6 und 6 Jahren überwiesen, wobei auch Kinder ab 2;5 Jahren und Kinder bis ins Jugendalter logopädischer Aussprachetherapie bedürfen können. Die Prävalenz von Aussprachestörungen wird im internationalen Raum je nach Alter mit 3-15 % beschrieben (Shriberg & Kwiatkowski, 1994; Campbell et al., 2003; Broomfield & Dodd, 2004). Für den deutschsprachigen Raum gibt es erste vereinzelte Ergebnisse aus Reihenuntersuchungen in Kindergärten. Hier liegt die Prävalenz von behandlungsbedürftigen Aussprachestörungen bei Kindern im Alter von 3;6 bis zum Schuleintritt bei ca. 16 % (Fox-Boyer, 2014b). Aussprachestörungen können isoliert, aber auch als Teilsymptom einer Sprachentwicklungsstörung auftreten.

Kinder mit Aussprachestörungen stellen keine homogene Gruppe dar. Sie unterscheiden sich in ihrer Verständlichkeit, ihren Symptomen, den zugrunde liegenden Ursachen und der jeweiligen Störungsebene im Sprachverarbeitungsprozess (Fox-Boyer, 2023, Kap. 3 und 7; Fox-Boyer, 2014c, Kap. 3 und Fox-Boyer & Neumann, 2023). Letzteres wird in der Definition des International Expert Panel on Multilingual Children's Speech (2012) deutlich, die besagt, dass Aussprachestörungen sich als „mögliche Schwierigkeiten im Bereich Perzeption, Artikulation / motorischer Produktion und/oder phonologischer Repräsentation der Sprechsegmente (Konsonanten und Vokale), der Phonotaktik (Silben und Wortformen) und der Prosodie […], Rhythmus, Betonung und Intonation) [zeigen können], die sich negativ auf die Verständlichkeit und Akzeptanz der Kinder [durch andere Personen] auswirken können". Mithilfe des Modells von Stackhouse & Wells (1997) können die verschiedenen Ebenen der Sprechverarbeitung, die für die Ausspracheentwicklung und Aussprachestörungen bedeutsam sind, verdeutlicht werden (siehe Abb. 1). Die einzelnen Bausteine des Modells nach Stackhouse & Wells (1997; vgl. auch Teutsch, 2023 zur ausführlichen Darstellung Kap. 3) sollen nun kurz skizziert werden:

Erreicht ein akustischer Reiz, z. B. ein Wort, das Ohr, so findet zunächst im Rahmen der *peripheren auditiven Verarbeitung* eine Analyse des Reizes statt, d. h., das Ohr signalisiert eine stattfindende akustische Schallübertragung im Vergleich zur Stille. Auf der Ebene der *Diskrimination Sprache/Nichtsprache* wird entschieden, ob der akustische Reiz ein Sprachsignal oder ein anderes akustisches Signal, z. B. ein Geräusch, beinhaltet. Bei Sprachsignalen findet – je nach Alter unterschiedlich detailliert – ein *phonologisches Erkennen* statt, d. h., die phonologischen Bestandteile des Inputs werden analysiert. Diese werden dann mit den bisherigen Einträgen in der *phonologischen Repräsentation* (Speicherung der Wortform) abgeglichen oder aufgrund einer wiederholten phonologi-

schen Analyse dort abgespeichert. Das bedeutet, die Speicherqualität ist maßgeblich von der Qualität des *phonologischen Erkennens* abhängig.
Zu jedem abgespeicherten, d. h. gelernten/erworbenen Wort gehören drei Ebenen der Speicherung: die *phonologische Repräsentation* (= Wortform), die *semantische Repräsentation* (= Wortbedeutung) und das *motorische Programm*. Letzteres beinhaltet den genauen motorischen Ablaufplan eines Wortes, d. h. den motorischen Bewegungsablauf der einzelnen Artikulationsorgane in Zusammenhang mit Luft und Stimme, den es benötigt, um ein Wort auszusprechen. Mithilfe des *motorischen Programmierens* gelingt es dem Kind, diese Pläne akut zu erstellen und bei häufiger Wiederholung als *motorisches Programm* abzuspeichern. Soll ein Wort benannt werden, so muss neben der *semantischen* und *phonologischen Repräsentation* das *motorische Programm* aktiviert und im Rahmen der *motorischen Planung* mit Sprechfluss und Sprechgeschwindigkeit, Lautstärke etc. versehen werden, bevor es im Rahmen der *motorischen Ausführung* tatsächlich produziert wird.

Aussprachestörungen werden international in fünf Subgruppen eingeteilt (siehe McLeod & Baker, 2017): die phonetische oder Artikulationsstörung, die phonologischen Ein-

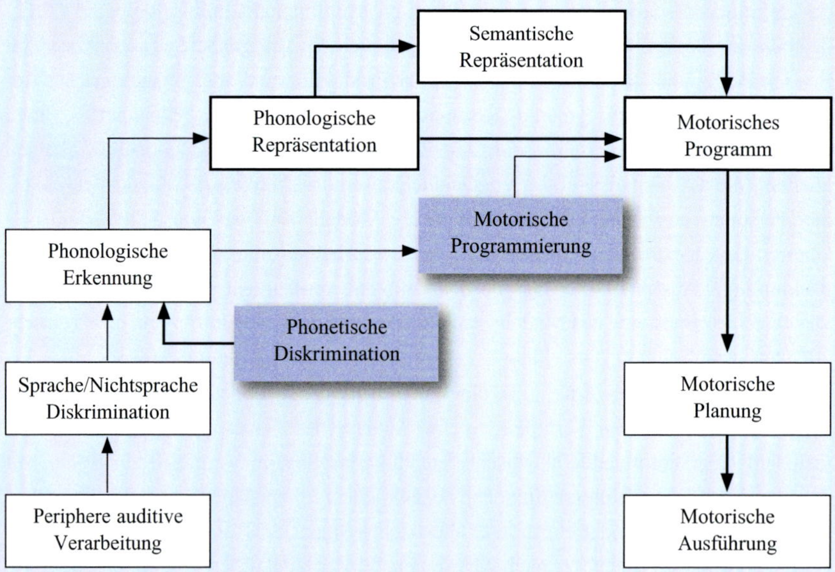

Abb. 1: Sprachverarbeitungsmodell Stackhouse & Wells (1997)

schränkungen bei konsequenter Wortrealisation, die inkonsequente phonologische Störung, die kindliche Apraxie des Sprechens (auch Verbale Entwicklungsdyspraxie oder kindliche Sprechapraxie genannt) und die kindliche Dysarthrie (siehe Abb. 2). Jeder Subgruppe wird ein spezifisches Defizit im Sprechverarbeitungsprozess zugeordnet. Die phonologischen Einschränkungen lassen sich nach Dodd (2005) zusätzlich in die phonologische Verzögerung und die konsequente phonologische Störung einteilen. Internationale Studien konnten zeigen, dass sich die fünf Subgruppen in allen bis heute untersuchten Sprachen finden lassen (Zhu Hua & Dodd, 2006).

Unter einer **phonetischen oder Artikulationsstörung** werden Schwierigkeiten des Kindes auf peripher phonetisch-artikulatorischer bzw. motorischer Ebene verstanden (siehe Modell Abb. 1: *Motorische Ausführung*). Sie wird definiert als die Unfähigkeit, eine isoliert oder im phonetischen Kontext wahrnehmungsmäßig annehmbare Version eines Phons zu produzieren (Dodd, 1995; 2005). Für das Deutsche finden sich hier vor allem die Prozesse des Sigmatismus, der lateralen Ersetzung von /ʃ/ und/oder /z s/ oder der multiplen Interdentalität alveolarer Laute, das heißt, alle alveolaren Laute werden interdental realisiert.

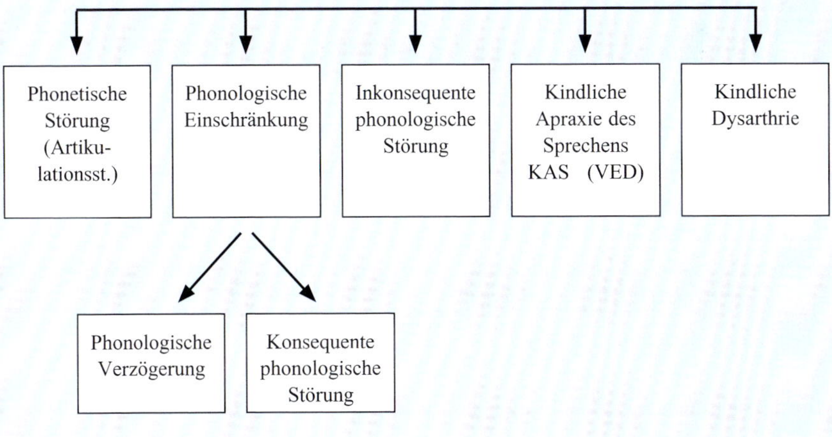

Abb. 2: Formen der Aussprachestörung (McLeod & Baker [2017], Dodd [2005])

Bei einer phonologischen Verzögerung zeigen sich ausschließlich physiologische, d. h. dem regelrechten Phonologie-Erwerb entsprechende Prozesse, wobei mindestens einer untypisch für das chronologische Alter des Kindes ist, d. h. den Prozessen jüngerer Kinder entspricht (Dodd, 1995; 2005). Eine Verzögerung von sechs Monaten wird als signifikant angesehen (Crystal et al., 1989). Zu den häufigsten physiologischen Prozessen bei einer phonologischen Verzögerung zählen die Vorverlagerung der Velare /k g ŋ/, die Vorverlagerung der Sibilanten /ʃ ç/, die Reduktion initialer Konsonantenverbindungen sowie die Glottale Ersetzung von /ʁ/ (siehe Fox-Boyer, 2014c). Dieser Gruppe konnte kein spezifisches Defizit in der Sprachverarbeitung zugeordnet werden.

Eine konsequente phonologische Störung ist dann zu diagnostizieren, wenn mindestens einer der vorliegenden phonologischen Prozesse den pathologischen Prozessen zugeordnet werden muss. Zu den häufigsten pathologischen phonologischen Prozessen zählt die unphysiologische Ersetzung von Frikativen, z. B. in Form einer vollständigen Plosivierung (Aufzählung) bzw. eines allophonischen Gebrauchs eines Ersatzlautes (siehe Erläuterung unter 5.1). Weitere pathologische Prozesse wären z. B. die Rückverlagerung der Alveolare /t d n/, der Onsetprozess oder die Tilgung initialer Konsonanten (siehe Fox-Boyer, 2014c). Die genannten Prozesse werden in Anhang I näher beschrieben. Im Zusammenhang mit dem Sprachverarbeitungsmodell von Stackhouse & Wells (1997) wird bei der konsequenten phonologischen Störung von einem Problem auf der Ebene des phonologischen Erkennens des gehörten Materials ausgegangen.

Kinder mit einer inkonsequenten phonologischen Störung sind nicht in der Lage, identische lexikalische Items eines Benenntests auf immer die gleiche Weise zu realisieren. Kinder, die in drei Durchgängen innerhalb einer Sitzung mindestens 40 % der Wörter eines aus 25 Wörtern bestehenden Benenntests (PLAKSS-II, Fox-Boyer, 2014) inkonsequent realisieren, werden dieser Gruppe zugeordnet (Dodd, 1995/2005). Es wird angenommen, dass es den Kindern nicht gelingt, stabile motorische Programme für Wörter aufzubauen, sodass Wörter immer motorisch neu zusammengesetzt werden müssen, damit sie ausgesprochen werden können. Ein deutlich eingeschränktes Arbeitsgedächtnis könnte die Ursache hierfür sein.

Die inkonsequente Wortrealisation bei wiederholter Produktion des gleichen Wortes ist nicht nur Kernsymptom der inkonsequenten phonologischen Störung, sondern auch eines der drei in der Literatur beschriebenen Kernsymptome für das Vorliegen einer kindlichen Apraxie des Sprechens (KAS): 1. inkonsequente Lautfehlbildungen von Konsonanten und Vokalen bei wiederholter Itemproduktion, 2. Probleme der koartikulatorischen Transition und 3. inadäquate Prosodie (ASHA, 2007; RCLST, 2024). Die Abgrenzung zur inkonsequenten phonologischen Störung, zur Dysarthrie, aber auch zu einer schweren Sprachentwicklungsstörung oder submukösen Spaltbildung ist nicht einfach (Kriterien siehe u. a. McLeod & Baker, 2017). Wie bei der inkonsequenten phonologischen Störung sollte bei schwer verständlichen Kindern zunächst überprüft werden, ob eine inkonsequente Wortrealisation vorliegt. Ist dies der Fall, braucht es aber weitere Verfahren, um die Diagnose möglichst genau stellen zu können (Fox-Boyer & Schulte Mäter, 2020; RCLST, 2024). Bei der KAS liegt ein Planungs- und Steuerungsdefizit der Artikulationsbewegungen vor. Inwieweit ein vollständiger Aufbau der motorischen Programme gelingt, ist nicht eindeutig geklärt.

Die kindliche Dysarthrie tritt nur im Rahmen einer neurologischen Grunderkrankung auf. Es handelt sich hierbei – wie bei der KAS – um eine sprechmotorische Störung, bei der aber die Muskulatur für das Sprechen (Artikulations-, Stimm- und Atemmuskulatur) geschwächt, verlangsamt, unkoordiniert, spastisch, hyper- oder hypokinetisch, ataktisch oder im Tonus wechselnd sein kann, sodass die Koordination von Sprechbewegungen eingeschränkt ist (Pennington et al., 2016; Kent, 2000). Ausführliche Informationen finden sich unter dem kostenlosen Onlinekurs: http://lernmodule-sprachtherapie.de

Die beschriebene Unterteilung von Aussprachestörungen zeigt, dass je nach Subgruppe eine andere Symptomatik zu beobachten ist, die auf unterschiedlich betroffene Störungsebenen in der Sprechverarbeitung zurückzuführen ist. Diese Störungsebenen indizieren, welche Art Therapie je nach Defizit nötig ist, um eine erfolgreiche Überwindung oder Verbesserung der Symptomatik zu erreichen. Nur eine dementsprechende, störungsspezifische Therapie kann als wirksam und effizient angesehen werden (DGPP, 2022). Für die Subgruppe der phonologischen Einschränkungen (phonologische Verzögerung / konsequente phonologische Störung), von der die meisten Kinder mit AS betroffen ist, hat sich ausschließlich die phonologische Therapie als effektiv und effizient herausgestellt (DGPP, 2022).

Diagnostik

Die am häufigsten durchgeführte Diagnostik in der logopädischen Praxis ist die Überprüfung der Aussprachefähigkeiten eines Kindes. Dennoch variiert die Durchführung unter den Therapeut:innen deutlich. Als wichtigste Voraussetzung für die Erstellung eines effizienten Behandlungsplans geben Grunwell (1997) oder Masterson, Bernhardt & Hofheinz (2005) eine gründliche, valide und reliable Diagnostik an, die den individuellen Entwicklungsstand des Kindes und insbesondere dessen Output-Kompetenzen systematisch erfasst. Dabei gibt es jedoch unterschiedliche Vorgehensweisen (Leitlinie Diagnostik von Sprachentwicklungsstörungen, de Langen et al., 2011). Gemäß internationalem Standard sollten insbesondere folgende Aspekte fester Bestandteil der logopädischen Diagnostik einer funktionellen Aussprachestörung sein:

1. Erhebung anamnestischer Daten, insbesondere auch von Daten, die als Risikofaktoren für Aussprachestörungen bekannt sind (siehe Fox-Boyer, 2023, Kap. 3; Fox-Boyer, 2014c)
2. Erhebung/Beobachtung der Spontansprache
3. Durchführung eines validen und reliablen Tests (i. d. R. Benenntest)
4. Überprüfung der Wortrealisationskonsequenz (Spricht das Kind dasselbe Wort immer gleich aus oder variieren die Wortproduktionen?)
5. Überprüfung der Phon-Stimulierbarkeit (Welche Phone kann das Kind korrekt imitieren, was macht es, wenn es ein Phon nicht korrekt imitieren kann?)

Die Diagnose im Anschluss sollte nach den Kriterien der ICF erstellt werden. Fox (2020, in Beushausen) beschreibt das diagnostische und therapeutische Vorgehen aus Sicht der ICF-CY und des Clinical Reasoning am Beispiel eines Kindes mit Aussprachestörungen. McLeod (2006) stellte ein Core-Set der ICF-CY für Aussprachestörungen zusammen.

3.1 Anamnese

Die Anamnese dient dazu, Informationen über die Sprachfähigkeiten des Kindes und deren Auswirkungen auf Verständlichkeit und Kommunikationsverhalten des Kindes aus Sicht der Eltern zu erheben. Zusätzlich bietet sie Hintergrundinformationen über den Lebenskontext des Kindes, über die Sorgen und Fragen der Eltern bezüglich der Sprachauffälligkeiten des Kindes und über die bisherige sprachliche, soziale, motorische, medizinische und Spielentwicklung des Kindes. Diese Informationen können wichtige Hinweise für das Gesamtbild des Kindes im Hinblick auf eine Diagnosestellung nach

ICF bieten. Ein ICF-orientierter Anamnesebogen für den Bereich Kindersprache findet sich im Buch *„Anamnese in der Sprachtherapie“* (Korntheuer et al., 2014).
Um zu ermitteln, wie die Eltern die Verständlichkeit ihres Kindes in Abhängigkeit von unterschiedlichen Kommunikationspartnern einschätzen, kann die „Skala zur Verständlichkeit im Kontext: Deutsch“ (Neumann, 2012 nach McLeod, Harrison & McCormack, 2012; http://www.csu.edu.au/_data/assets/pdf_file/0008/399977/ICS-German.pdf) zum Einsatz kommen. Dieser Kurzfragebogen kann von den Eltern bereits vor der Anamneseerhebung im Wartezimmer ausgefüllt werden. Er kann erste Hinweise auf eine AS-Subgruppe bieten: Sollte die Verständlichkeit selbst innerhalb der engen Familie als eingeschränkt beschrieben werden, kann dies auf eine inkonsequente Wortrealisation hindeuten. Wenn das Kind von allen, auch Unbekannten, gut verstanden wird, könnte eine phonologische Verzögerung oder eine phonetische Störung vorliegen. Wenn das Kind von Personen, die es gut kennen, gut verstanden wird, aber von eher Unbekannten nicht, könnte eine konsequente phonologische Störung vorliegen.

3.2 Erhebung oder Beobachtung der Spontansprache

Neben der Anamnese ist die Erhebung und Beobachtung der spontansprachlichen Kommunikation von zentraler Bedeutung. Hierbei ist aus der Sicht der ICF auf folgende Aspekte zu achten:

3.2.1 Auf der Ebene der Struktur

Nur bei sehr wenigen Kindern können auf dieser Ebene eindeutige Aussagen getroffen werden, z. B. wenn eine diagnostizierte Schwerhörigkeit oder Lippen-Kiefer-Gaumenspalte vorliegt. Dennoch können auch diese Kinder zusätzlich eine phonologische Verzögerung oder Störung haben, die nicht durch einen organischen Befund hervorgerufen wird. Hier ist die Differenzialdiagnose aufgrund mangelnder Daten noch kaum möglich.

3.2.2 Auf der Ebene der Funktion

- Auf welchen sprachlichen Ebenen lassen sich Auffälligkeiten beobachten, die einer genaueren Diagnostik bedürfen? Nicht jedes Kind, das mit Verdacht auf Aussprachestörung vorgestellt wird, hat eine Aussprachestörung und neben einer Aussprachestörung können weitere sprachliche Auffälligkeiten bestehen, die nicht ignoriert werden dürfen.
- Welche Auffälligkeiten phonetischer oder phonologischer Art lassen sich beobachten?
- Wie stark ist das Kind in seiner Verständlichkeit eingeschränkt?

3.2.3 Auf den Ebenen der Aktivität und Partizipation

- Ist das Kind bereit, verbal zu kommunizieren? Verändert sich das Kommunikationsverhalten je nach Bekanntheitsgrad des Kommunikationspartners (Eltern oder Therapeutin)?
- Vermeidet das Kind spezifische Laute (Wörter, die diese Laute beinhalten), sodass es z. B. zu Satzabbrüchen oder zu Umstellungen kommt, oder spricht das Kind Wörter mit spezifischen Lauten undeutlicher/leiser aus als andere?
- Wie reagiert das Kind, wenn es nicht verstanden wird?
- Wie selbstbewusst geht das Kind mit seinem Sprechen um? Wie stark ist sein Störungsbewusstsein ausgeprägt?
- Wie sehr ist das Kind vom Sprechen angestrengt?

3.3 Durchführung eines Tests zur Überprüfung der Ausspracheféhigkeiten

Je nach Verständlichkeit des Kindes sollte entweder ein Test zur Ermittlung der phonologischen Prozesse durchgeführt werden oder zunächst eine Untersuchung der Wortrealisationskonsequenz. Letzteres ist insbesondere dann sinnvoll, wenn die Verständlichkeit eines Kindes auch für Personen, die das Kind gut kennen, eingeschränkt ist. Ist das Kind für die enge Familie und den/die Untersucherin verständlich, ist es eher sinnvoll, mit einem Verfahren zur Prozessanalyse zu beginnen.

3.3.1 Untersuchung der phonologischen Prozesse

Um bei einem Kind mit konsequenter Wortrealisation die phonetischen und phonologischen Prozesse zu bestimmen, sollte ein Testverfahren durchgeführt werden, das dem aktuellen Wissensstand der Forschung zur besten Diagnosestellung genügt. Das Verfahren sollte nach internationalen Kriterien zur Konstruktion derartiger Tests konzipiert sowie normiert und standardisiert sein. Die Durchführung sollte folgende Fragen beantworten:

- Liegen phonetische Prozesse vor?
- Liegen physiologische Prozesse vor, und wenn ja, müssen diese als altersgemäß oder verzögert gewertet werden?
- Liegen pathologische Prozesse vor?

In der Regel dienen Bilderbenennverfahren als Grundlage einer Prozessanalyse (zur Diskussion, ob es sinnvoller ist, einen Benenntest zu verwenden oder ausschließlich Spontansprachaufnahmen, siehe Fox-Boyer, 2023, Kap. 3). Auf dem deutschen Markt gibt es aktuell drei veröffentlichte Verfahren, die eine Prozessanalyse vorsehen: die Psycholinguistische Analyse kindlicher Aussprachestörungen-II (PLAKSS-II, Fox-Boyer 2014a), die Patholinguistische Analyse von Sprachentwicklungsstörungen (PDSS, Kauschke et al., 2022) und das Logo Aussprachebilderbuch (Wagner, 2011), wobei nur die PLAKSS-II alle internationalen Kriterien erfüllt (Fox-Boyer et al., 2018):

- alle Phone und Phoneme der Sprache sollten mehrfach in den verschiedenen Auftretensmöglichkeiten innerhalb eines Wortes untersucht werden (jedes Phonem in jeder möglichen Silbenposition als Einzellaut und auch als Konsonantenverbindung)
- die häufigsten Silbenstrukturen müssen mehrfach abgebildet sein
- Wörter unterschiedlicher Länge: sowohl zusammengesetzte als auch monomorphematische mehrsilbige Wörter müssen enthalten sein
- alle häufigen Betonungsmuster sollen überprüfbar sein
- alle physiologischen, aber auch die für eine Sprache typischen pathologischen Prozesse müssen mehrfach beobachtbar sein
- das Wortmaterial soll dem Wortschatz kleiner Kinder (2;6–3;0 Jahre) entsprechen und eindeutig abbildbar sein, sodass es von Kindern spontan benannt werden kann.

3.3.2 Überprüfung der Wortrealisationskonsequenz

Nicht alle Kinder zeigen regelhafte Abweichung in ihrer Aussprache in Bezug auf Alter oder Art der Veränderung. Eine kleine Anzahl von Kindern älter als 2;6 Jahren bleibt auch für ihre enge Familie unverständlich, da sie das gleiche Wort nicht immer gleich aussprechen. Diese Kinder können mit einem Benenntest zur Überprüfung von regelhaften Abweichungen zur Erwachsenensprache nicht erkannt werden, da in diesen Verfahren Wörter immer nur einmal überprüft werden. Bei diesen Kindern liegt eine inkonsequente phonologische Störung (Dodd, 2005) oder eine verbale Entwicklungsdyspraxie (Fox-Boyer & Schulte-Mäter, 2020) vor.

Zur Überprüfung der Wortrealisationskonsequenz wird ein Bildmaterial benötigt, das innerhalb einer Therapiesitzung dreimal benannt werden soll. Daraus lässt sich anschließend die Wortrealisationskonsequenz berechnen, d. h., wie viel Prozent der Wörter gleich realisiert wurden und bei wie viel Prozent der Wörter es zu Abweichungen kommt (Dodd et al., 2002; Fox-Boyer, 2023; Stoel-Gammon, 2007). Zurzeit liegt mit dem Inkonsequenz-Test der PLAKSS-II (Fox-Boyer, 2014a) das einzige verfügbare Material dieser Art für das Deutsche vor. Nach Untersuchungen von Masso, Freese & Fox-Boyer (in Vorbereitung) konnten phonologische Komplexitätsaspekte für das Deutsche ermittelt und darauf basierend ein neuer Test mit zwei- und dreisilbigen Items unterschiedlicher Betonungsmuster und weiterer für das Deutsche ermittelter Komplexitätsaspekte konstruiert werden (Freese et al., 2024). Der Test wird Ende 2025 verfügbar sein.

3.3.3 Überprüfung der Phon-Stimulierbarkeit

Laut Miccio und Kollegen (1999) ist die Stimulierbarkeit der Phone, d. h. die Fähigkeit, ein isoliertes Phon zu imitieren, von prognostischer Bedeutung. Kinder, die mit Verdacht auf eine Aussprachestörung vorgestellt werden und nicht alle Phone imitieren können, werden nach Miccio et al. diese Laute nicht von allein erwerben und benötigen Therapie. Kubaschk & Fox-Boyer (2015) konnten zeigen, dass sprachunauffällige Kinder im Alter von 2;6–4;0 Jahren alle Phone spontan imitieren können. Eine weitere Längsschnittstudie untersuchte, wie sich Kinder, die bestimmte Phone nicht imitieren können, weiterentwickeln und somit die Aussage von Miccio und Kollegen (1999) für das Deutsche bestätigt werden kann (Fox-Boyer & Strutzke, 2018). Die Ergebnisse waren nicht so eindeutig, dass einer direkten prädiktiven Wirkung zugestimmt werden kann. Sowohl für Kinder mit physiologischer Entwicklung als auch mit verzögerter oder pathologischer Entwicklung konnte gezeigt werden, dass die Chancen einer guten weiteren Entwicklung höher waren, wenn die Laute bei T1 bereits stimulierbar waren. Dies konnte aber nicht als notwendiger Zusammenhang bestätigt werden. Freese, Fricke und Fox-Boyer (2025) konnten an 79 Kindern im Alter von 2;0–3;5 Jahren zeigen, dass bereits die jüngste Altersgruppe (2;0–2;5) fast alle Laute korrekt imitieren konnte, wobei es noch häufig zu typischen Vorverlagerungen von Velaren und Sibilanten und auch zur Glottalen Ersetzung von /ʁ/ kam. Bei den ältesten Kindern kam es im Wesentlichen nur noch vereinzelt zu einer Vorverlagerung von /ʃ/ und /ç/.

3.4 Diagnosestellung

Wie bereits beschrieben, sollte die Diagnosestellung nach der ICF erfolgen. Im Hinblick auf die Differenzialdiagnose der Aussprachestörung auf der Ebene der Funktion muss das Vorliegen einer konsequenten versus einer inkonsequenten Wortrealisation berücksichtigt werden. Bei konsequenter Wortrealisation müssen die vorliegenden Prozesse im Hinblick auf ihre Art (phonetisch, phonologisch physiologisch altersgemäß/verzögert und phonologisch pathologisch) interpretiert werden. Aus diesen Faktoren lassen sich Differenzialdiagnosen ableiten, die dann unterschiedliche Therapieindikationen bedeuten (siehe Abb. 3).

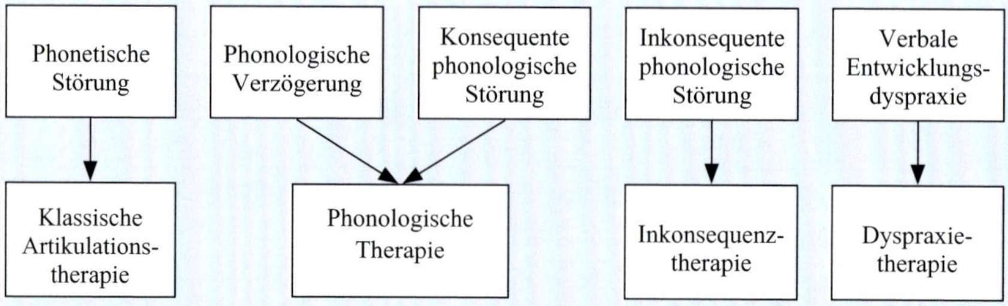

Abb. 3: AS-Diagnose und daraus folgender Therapieansatz

Die folgenden Kapitel widmen sich ausschließlich der phonologischen Therapie in Form der *Psycholinguistisch orientierten Phonologie-Therapie* (P.O.P.T.).

Therapieplanung

Explizit für die deutsche Sprache, aber auf einem sprachenunabhängigen Sprachverarbeitungsmodell (Stackhouse & Wells, 1997, siehe Abb. 1, Kap. 2) basierend, wurde die Psycholinguistisch orientierte Phonologie-Therapie – P.O.P.T. konzipiert (Fox-Boyer, 2023 – erstmalig veröffentlicht in der ersten Ausgabe 2003, Kap. 8). Ihre Wirksamkeit konnte in verschiedenen Studien nachgewiesen werden (Fox-Boyer & Neumann, 2017). Ziel der Therapie bei Vorliegen einer phonologischen Verzögerung ist es, die stagnierende physiologische Entwicklung über den rezeptiven Kanal erneut anzustoßen, sodass die Entwicklung voranschreiten kann. Bei Vorliegen einer konsequenten phonologischen Störung besteht das Ziel darin, die rezeptiven phonologischen Fähigkeiten zu verbessern, um eine Basis für die Überarbeitung der Output-Fähigkeiten des Kindes zu erreichen. P.O.P.T. kann mit Kindern ab dem Alter von drei Jahren sowie auch mit Kindern im Schulalter durchgeführt werden. Sie kann mit Regelkindern mit oder ohne begleitende Sprachentwicklungsstörung durchgeführt werden und auch mit Kindern unterschiedlicher kognitiver Fähigkeiten (geistige Behinderung bis Hochbegabung). Wichtig ist nur, dass die Therapeutin die das Konzept begleitenden Spiele/Übungen den Fähigkeiten und dem Alter des Kindes anpasst.

4

4.1 Zeitlicher Therapieablauf

Das übergeordnete Therapieprinzip, das bei diesem Therapieprogramm zum Einsatz kommt, ist die Intervalltherapie, wie auch von Zollinger (2010) oder Kölliker-Funk (2002) empfohlen. Das bedeutet, dass sich Therapiephasen und Therapiepausen abwechseln, und zwar in einem Rhythmus von 10–30 Therapieeinheiten, je nach individueller Situation des Kindes, gefolgt von drei Monaten Therapiepause. Folgende Gründe sprechen für eine Intervalltherapie:

- Intervalltherapie ist kräfteschonend für Kind, Eltern und Therapeut:innen. Phonologische Therapie ist sehr anstrengend für die Kinder. Nach ca. 20 Therapieeinheiten haben sie so viel neuen Input erhalten, dass sie erst einmal Zeit brauchen, um das neu Erfahrene zu verarbeiten und zu integrieren. Die Idee der Intervention ist nicht, dem Kind alles, was es nicht kann, einzeln beizubringen, sondern ihm die Möglichkeiten zu bieten, mit dem Angebot eigene Entwicklungsschritte in Gang zu setzen. In den Therapiepausen können meist deutliche Fortschritte beobachtet werden. Eltern, die wissen, dass Therapiezeiten begrenzt sind, unterstützen die Behandlung zu Hause meist intensiver als Eltern, die von unbegrenzten Behandlungszeiten ausgehen.

- Für die Therapeutin bedeutet Intervalltherapie, dass sie weitaus weniger Motivationshilfen für ein Kind konzipieren muss als bei einer Langzeitbehandlung.
- Intervalltherapie geht schonender mit den finanziellen Ressourcen des Gesundheitssystems eines Landes um. Kinder brauchen für Entwicklungsschritte Zeit, die man ihnen bei der gesunden Entwicklung auch lässt. Von keinem Kind wird erwartet, dass es stetig etwas Neues erlernt, sondern man geht von Phasen aus, Phasen des Probierens und Stabilisierens. Langzeittherapie hingegen versucht dem Kind stets einen weiteren Fortschritt abzuverlangen und frustriert oft durch Stagnation.

Jedes Intervall beginnt und endet mit einer Untersuchung der Aussprachekompetenzen des Kindes, sowohl auf der Ebene des Benennens als auch auf der Ebene der Spontansprache. Die Therapiepause von drei Monaten geht nicht mit häuslichem Üben einher. Auch wenn es am Ende eines Intervalls so aussieht, als würde das Kind während der Pause eine Generalisierung des Gelernten selbstständig erreichen, wird eine Kontrolldiagnostik nach drei Monaten angesetzt, um die Generalisierung zu überprüfen.

Im ersten Intervall wird nur ein Prozess behandelt. Dieses Intervall wird beendet, sobald

- das Kind Phase III (siehe Kap. 5.1.5) erreicht hat oder
- wenn 20–30 Therapieeinheiten erreicht wurden.

Im darauf folgenden Intervall können auch mehrere Prozesse nacheinander innerhalb des Intervalls bearbeitet werden. P.O.P.T. ist im Wesentlichen als Einzeltherapie gedacht, kann z. B. im Fall einer Vorverlagerung von [ʃ] zu [s] aber auch in Gruppen durchgeführt werden. Sie eignet sich jedoch nicht für den schulischen Unterricht.

Während der Therapiephasen findet die Behandlung bevorzugt zweimal wöchentlich statt und sollte möglichst durch regelmäßige Hausaufgaben unterstützt werden. Bislang gibt es eine erste kleine Untersuchung, die zeigen konnte, dass auch eine einmal die Woche stattfindende Therapie im selben Tempo Fortschritte erzielen kann, d. h., dass nicht mehr Therapieeinheiten, aber mehr Wochen nötig waren. Untersuchungen darüber, ob Hausaufgaben tatsächlich die Therapie unterstützen, d. h. weniger Therapieeinheiten gebraucht werden, gibt es bislang nicht.

4.2 Inhaltliche Stundengestaltung

4.2.1 Ablauf einer Behandlungsstunde

Der Ablauf einer Behandlungsstunde gliedert sich in folgende Teile:

1. Begrüßung von Kind und Bezugsperson, Frage nach dem Gelingen der Hausaufgaben etc. (ca. 5 Minuten)
2. Therapeutisches Handeln entsprechend der jeweiligen P.O.P.T.-Phase (ca. 35 Minuten)
3. Erläuterung der Hausaufgaben für Kind und Bezugsperson gemeinsam, eventuell Anspielen eines Hausaufgabenspiels zur besseren Erläuterung, Verabschiedung (ca. 5 Minuten)

Innerhalb der Handlungsphase wird ausschließlich „gearbeitet". Dies bedeutet, dass jedes Spiel einen therapeutischen Zweck gemäß der jeweiligen Zielebene von P.O.P.T. erfüllt, auf der gerade gearbeitet wird. Die Vorbereitung der Therapeutin besteht darin, genau zu wissen, auf welcher Ebene die Therapie gerade fortzusetzen ist und wie eine mögliche Steigerung bei Therapieerfolg auf dieser Ebene aussieht. Je nach Routine der Therapeutin kann eine Stunde durch das Kind alleine gestaltet werden, indem dem Kind angeboten wird zu entscheiden, womit es spielen möchte. Die Aufgabe der Therapeutin besteht dann darin, dieses Spiel in das therapeutische Handeln einzubauen.

BEISPIEL

Lukas spielt bevorzugt Baustelle. Jede Stunde bringt er ein neues Baustellenfahrzeug mit, und die Therapeutin denkt sich ein Spiel dazu aus. Dieses Mal bringt er einen Bagger mit. Zu Beginn der Stunde bestaunen Therapeutin und Kind den Bagger. Die Therapeutin sucht bunte kleine Steine heraus (Quips/Ravensburger Verlag) und malt so viele Häuschen auf ein Papier, wie zurzeit Lautsymbole verwendet werden. Auf jedes Haus wird ein Lautsymbol geklebt. Mit einem Würfel wird entschieden, wie viele Steine der Bagger aufladen soll. Die Therapeutin macht dann jeweils einen Ziel- oder Ersatzlaut vor (siehe Kap. 5.1.3), das Kind fährt die Steine mit dem Bagger zu dem entsprechenden Haus und legt sie auf dessen Umrandung ab.

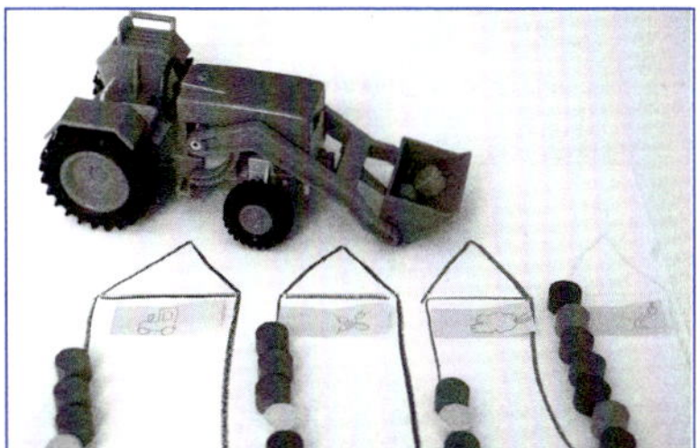

Pausen vom therapeutischen Handeln während der Stunde ergeben sich durch das gemeinsame Auf- und Wegräumen von Spielmaterial und das Heraussuchen und Aufbauen eines neuen Spielsettings.

4.2.2 Inputstärke – Übungsstärke

Während des therapeutischen Handelns ist die Stärke des Inputs oder die Intensität der Übungsmöglichkeit von zentraler Bedeutung für den Therapieerfolg. In allen Phasen ist es besonders wichtig, dass die Spiele einen hochfrequenten Input oder ein hochfrequentes Üben zulassen. Pro Minute sollte das Kind mehrere Stimuli erhalten oder mehrere eigene Produktionen vornehmen. Spiele, bei denen die Inputstärke eher zufällig ausfällt (immer, wenn Du eine Sechs würfelst ...), sollten vermieden werden. Gerade bei Kindern, die Angst davor haben, überfordert zu werden – vor allem in zeitlicher Hinsicht – sind sehr kurze Spiele, die hochfrequenten Input ermöglichen, sinnvoll. Es kann sinnvoll sein, zwei Spielsettings aufzubauen – eines mit und eines ohne Therapieinhalt. Mit einem Küchenwecker wird festgelegt, dass beide Spiele jeweils nur 2, 3, 4 oder 5 Minuten gespielt werden, bevor es zu einem Wechsel kommt. Kinder, die Angst vor Überforderung haben oder eher konzentrationsschwach sind, können auf diese Weise in den kurzen Inputphasen zuhören und profitieren, ohne dass sie stets fragen müssen, wie lange es noch dauert.

4.2.3 Auswahl der zu behandelnden linguistischen Ebene bei SES

Einige Kinder, die mit Verdacht auf eine Aussprachestörung vorgestellt werden, zeigen ausschließlich auf der Ebene Phonetik/Phonologie eine Problematik. Bei anderen Kindern sind auch weitere sprachliche Ebenen – Semantik/Lexikon, Syntax/Morphologie, Pragmatik betroffen. Die Entscheidung, mit welcher sprachlichen Ebene begonnen wird, sollte davon abhängen, was das Kind in der Kommunikation am meisten einschränkt. Gerade wenn das Sprachverstehen sehr stark eingeschränkt ist, ist es meist sinnvoll, damit zu beginnen. Ob man mit der Ebene Syntax/Morphologie oder der Ebene Phonetik/Phonologie beginnt, hängt oft auch davon ab, wie stark das Kind in seiner Verständlichkeit eingeschränkt ist. Daher muss die Entscheidung, mit welcher Ebene begonnen wird, für jedes Kind individuell getroffen werden.

4.2.4 Auswahl der zu behandelnden Prozesse

Sollte entschieden sein, dass mit der Ebene Phonetik/Phonologie begonnen wird, so muss noch eine Reihenfolge der zu behandelnden Prozesse festgelegt werden. Nur sehr wenige Kinder zeigen nur einen Prozess.

> Eine grundsätzliche Regel, die eingehalten werden sollte, lautet:
> Pathologie vor Physiologie vor Phonetik

Liegen zwei Prozesse einer Art vor, so wird in der Regel derjenige ausgewählt, dessen Überwindung die Verständlichkeit des Kindes am meisten verbessert. Übungen zur Diagnostik und Prozessauswahl für die Therapie finden sich im Anhang von Fox-Boyer, 2023.

BEISPIEL 1

Leon (4;3) zeigt zwei pathologische Prozesse:

- den allophonischen Gebrauch der Frikative und
- die Vokalisation von /l/

Die Überwindung des allophonischen Gebrauchs würde Leon die korrekte Verwendung von sieben Frikativen auf einmal ermöglichen, während die Vokalisation von /l/ nur einen zusätzlichen Laut bieten würde. Sieben Frikative, die korrekt eingesetzt werden, erhöhen Leons Verständlichkeit deutlicher als ein /l/.

BEISPIEL 2

Selina (5;8) zeigt vier physiologische, aber verzögerte Prozesse:

- Vorverlagerung von /k g ŋ/
- Vorverlagerung von /ʃ ç/
- Reduktion von Konsonantenverbindungen
- Glottale Ersetzung von /ʁ/

Als am längsten verzögert ist die Glottale Ersetzung von /ʁ/ zu werten, gefolgt von der Vorverlagerung von /k g ŋ /. Würde Selina diese drei Laute durch die Therapie erhalten, würde das ihre Verständlichkeit sehr erhöhen. Somit sollte mit diesem Prozess begonnen werden. Auf diesen folgt die Vorverlagerung von /ʃ ç/, da die Sibilanten eine sehr hochfrequente Lautgruppe darstellen. Erst dann würde mit der Glottalen Ersetzung von /ʁ/ gearbeitet werden. Durch die Therapie der bisher behandelten Prozesse sollte die Reduktion der Konsonantenverbindungen überwunden worden sein, da sie bei jedem Prozess Bestandteil der Behandlung waren.

4.3 Überblick Ablauf

Die Arbeit an phonologischen Prozessen besteht bei P.O.P.T. aus einer Vor- und drei Hauptphasen. Jede Phase kann sowohl diagnostisch als auch therapeutisch durchgeführt werden.

Die Vorphase dient dazu, das Kind auf das rezeptive Arbeiten vorzubereiten und eine Fokussierung auf die phonologische Form von Wörtern zu erreichen (siehe Abb. 1, Kap. 2: *Phonologische Repräsentation* im Modell Stackhouse & Wells, 1997).
In der ersten Phase soll das Kind phonologische Kontraste (z. B. Ziel- und Ersatzlaute, die von einem phonologischen Prozess betroffen sind) zunächst isoliert, dann auf KV- oder VK-Silbenebene, danach auf der Nichtwortebene und schließlich auf der Realwortebene identifizieren und bestimmen.
In der zweiten Phase übt das Kind die phonemisch korrekte Produktion der rezeptiv erarbeiteten Ziel- und Ersatzlaute in Form von Nachsprechen. Die Laute werden im Wechsel angeboten.
In der dritten Phase soll das Kind ohne Vorgabe durch die Therapeutin erkennen, welcher Ziel- oder Ersatzlaut in ein Wort gehört und es korrekt aussprechen.

Es wird davon ausgegangen, dass weitere Generalisierungsübungen nicht notwendig sind, sobald das Kind die Übungen der dritten Phase auf der Wortebene beherrscht.

Therapeutisches Vorgehen: Systemische Prozesse / Ersetzungsprozesse

Im Folgenden soll das therapeutische Vorgehen für die Prozesse dargestellt werden, bei denen es zu Ersetzungen von Lauten kommt. Es ist dabei unerheblich, ob ein spezifischer Laut konstant durch einen anderen ersetzt wird, mehrere Laute durch einen Laut ersetzt werden oder mehrere Laute scheinbar recht willkürlich verwendet werden, z. B. wenn ein Kind Frikative durch andere Frikative ersetzt, dies aber scheinbar ohne System willkürlich tut. Das Kind scheint in diesem Fall zu wissen, dass an einer bestimmten Stelle im Wort ein Frikativ notwendig ist, aber nicht unbedingt welcher. Da die verschiedenen Formen der Ersetzungen von Frikativen zu den häufigsten Symptomen bei Kindern mit Aussprachestörung gehören, werden die Therapieprozesse der P.O.P.T. zunächst an ihrem Beispiel dargestellt. Anschließend wird die Therapie der Vorverlagerung der Velare /k g ŋ/ oder der Rückverlagerung der Alveolare /t d n/ behandelt. Es folgt die Therapie der Glottalen Ersetzung von /ʁ/ der Kontaktassimilation und schließlich die Behandlung von Assimilationen.

5

5.1 Die Ersetzung von Frikativen

5.1.1 Definition

Die Ersetzung von Frikativen ist eines der häufigsten Probleme bei Kindern mit Aussprachestörungen. Dies betrifft zum einen die physiologischen Prozesse der Vorverlagerung von /ʃ/ (physiologisch bis zum Alter von 5 Jahren) und/oder /ç/ (physiologisch bis zum Alter von 3;5 Jahren) zu [s] oder die Rückverlagerung von /ʃ/ zu [ç] (physiologisch bis zum Alter von 3 Jahren). Zum anderen lassen sich auch bei Kindern mit pathologischen Prozessen verschiedene Ersetzungsmuster finden, wobei folgende Ersetzungsmuster am häufigsten sind:

1. die vollständige Plosivierung eines/einiger oder aller Frikative und/oder Affrikate
2a. der allophonische Gebrauch von Frikativen: Alle Frikative werden durch einen Ersatzlaut realisiert, z. B. durch [h] oder [θ]
2b. der allophonische Gebrauch von Frikativen: Alle Frikative werden unsystematisch mal korrekt realisiert oder variierend durch andere Frikative ersetzt
3. die Ersetzung von /f/ und /v/ durch [s] und [z]
4. eine Mischung aus verschiedenen Formen der Frikativ-Ersetzung

5.1.2 Vorphase

Die Vorphase dient als Therapieeinstieg und nimmt ca. 10–15 Minuten der Behandlungszeit ein. Im Anschluss daran wird sofort in Phase 1 eingestiegen, auch wenn die Vorphase nicht erfolgreich vom Kind durchgeführt werden konnte. In den ersten 2–3 Stunden kann sie nach Bedarf zu Beginn einer Therapiestunde erneut für 5–10 Minuten durchgeführt werden.
Ziel der Vorphase ist, die Verbindung zwischen der *semantischen* und der *phonologischen Repräsentation* (siehe Abb. 1, Kap. 2) zu trennen. Die Aufmerksamkeit soll auf die phonologische Form eines Wortes gelenkt werden.

5.1.2.1 Durchführung der Vorphase

Die Vorphase beinhaltet eine rezeptive Übung. Die Therapeutin spricht dem Kind ein Wort vor und das Kind muss entscheiden, ob dieses korrekt oder inkorrekt ausgesprochen wurde. Hierbei ist wichtig, dass die Therapeutin nicht in einen festen Rhythmus von korrektem und inkorrektem Vorsprechen verfällt. Zunächst produziert sie sehr grobe Abweichungen, z. B. <Tisolon> für <Telefon>. Erkennt das Kind die groben Abweichungen korrekt als falsch, so beginnt die Therapeutin die vom Kind verwendeten Prozesse in ihre Äußerungen einzubauen: Bei einem Kind mit Frikativ-Veränderungen würde die Therapeutin eben diese Art der Veränderung anwenden. Die Entscheidung, ob eine Äußerung der Therapeutin korrekt ist oder nicht, kann das Kind verbal oder nonverbal mitteilen.

5.1.2.2 Spielidee für die Vorphase

Handpuppenspiel

Die Therapeutin hat eine Handpuppe (Krokodil, Drache, Monster), die Dinge „essen kann“ (aufgeschnittenes Maul). Sie nimmt Spielobst etc. hinzu. Sie erklärt dem Kind, dass die Puppe sehr faul ist und am liebsten schläft oder frisst. Vor lauter Faulheit aber vergisst die Puppe oft, Wörter richtig auszusprechen. Die Puppe (in der Hand der Therapeutin) sagt nun immer, was sie essen möchte, und das Kind darf der Puppe das entsprechende Nahrungsmittel nur dann geben, wenn die Puppe das Wort korrekt gesagt hat.

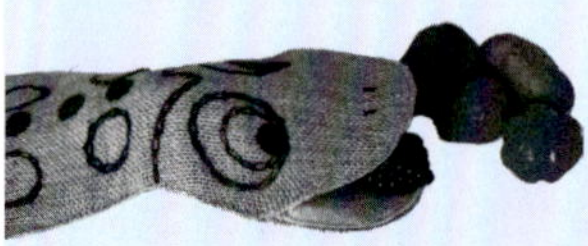

Variation des Spiels: Das Kind möchte die Puppe halten

Das Kind hält nun die Handpuppe. Die Anleitung lautet dann wie folgt: „Die Puppe muss jetzt gut aufpassen, was ich (die Therapeutin) sage. Manchmal mache ich Unfug und sage Sachen falsch. Dann macht die Puppe das Maul nicht auf.“

5.1.2.3 Probleme in der Vorphase

Das Kind gibt keine korrekten Antworten

Gerade noch sehr junge Kinder (< 4 Jahre) scheinen manchmal die Aufgabe nicht korrekt lösen zu können. Häufig liegt dies nicht daran, dass das Kind nicht hört, ob ein Wort korrekt ausgesprochen wurde, sondern dass es von seiner Kognitionsentwicklung nicht so weit ist, zu verstehen, dass ein und dieselbe Person mal etwas so oder so sagt. Um dies zu überprüfen, wird eine zweite Handpuppe hinzugenommen. Die Anleitung lautet dann: „Die beiden haben großen Hunger, machen aber oft Unfug. Beide sagen jetzt, was sie essen wollen. Einer sagt es richtig, einer falsch. Du musst erst beiden zuhören und dann darfst Du die Puppe füttern, die es richtig gesagt hat."

5.1.3 Phase I

Phase I ist eine rein rezeptive Arbeitsphase. Das Kind kann in dieser Phase sprechen und Dinge ausprobieren, muss es aber nicht. Ziel der Phase ist es, das *phonologische Erkennen* (siehe Abb. 1, Kap. 2) für den betroffenen Prozess zu schulen, sodass das Kind am Ende von Phase I seine eigenen *phonologischen Repräsentationen* aufgrund des Erkenntnisgewinns selbstständig überarbeiten kann. Das bedeutet, dass das Kind die Erkenntnisse, die es in den Wahrnehmungsübungen gemacht hat, dazu verwendet, Wörter in dieser Hinsicht korrekt(er) abzuspeichern. Im Rahmen der Schulung der Wahrnehmung des phonologischen Kontrasts werden dem Kind die von einem Prozess betroffenen Ziel- und Ersatzlaute in unterschiedlichen linguistischen Kontexten rezeptiv angeboten. Das Kind soll entscheiden, welchen Laut es jeweils herausgehört hat.

5

5.1.3.1 Voraussetzung zur Durchführung von Phase I

Als Voraussetzung für die Durchführung von Phase I werden dem Kind die Ziel- und Ersatzlaute zunächst über alle sensorischen Kanäle und über Erklärungen nähergebracht. Sollten von einem Prozess mehrere Laute betroffen sein, werden diese nacheinander eingeführt, wobei man mit drei bis vier Lauten in der ersten Stunde beginnt. Die weiteren Laute werden dann sukzessive in den folgenden Stunden eingeführt und zu den bereits verwendeten Lauten hinzugefügt. Übungen beginnen dann immer wieder auf der ersten Stufe von Phase I.

Alle ausgewählten Laute werden mit Lautsymbolen belegt (siehe Abb. 4 und Lautsymbole in Fox-Boyer, 2023; bei [Vor-]Schulkindern evtl. auch in Kombination mit Buchstaben) und es wird ausführlich und repetitiv erklärt, vorgemacht, gezeigt, wie sich der Laut anfühlt, wo und wie er produziert wird, wie der Mund/die Zunge dabei aussieht, was er/sie dabei tut und vor allem wie der Laut klingt.

BEISPIEL

Schau einmal: In den nächsten Stunden brauchen wir verschiedene Geräusche. Das erste Geräusch, das wir brauchen, ist das /z/[3]. Es ist das Geräusch der Biene (aufmalen). Wenn die Biene fliegt, dann summt sie /z/. Damit ich das gleiche Geräusch machen kann /z/, lege ich meine Zähne aufeinander, meine Lippen machen einen Schlitz und meine Zunge kann man nicht sehen. Die ist spitz in meinem Mund hinter den Zähnen und macht das Geräusch /z/. Sie macht das zusammen mit meiner Stimmkiste, dem Kehlkopf. Der sitzt hier (zeigen), und damit kann ich summen /z/. Wenn Du magst, darfst Du bei mir fühlen /z/.

Wir brauchen noch ein anderes Geräusch, nämlich das von der Dampflok /ʃ/ (aufmalen). Wenn die fährt, dann dampft und zischt die ganz laut /ʃ/ und der Rauch kommt vorne aus dem Schornstein /ʃ/. Wenn ich das Geräusch mache /ʃ/, dann machen meine Lippen auch einen Schornstein, die werden ganz rund /ʃ/, nicht wie bei der Biene /z/. Meine Zähne sind beim /ʃ/ wie beim /z/ aufeinander und die Luft kommt jetzt wie bei der Dampflok aus dem Schornstein raus, das kannst Du fühlen /ʃ/. Bei der Biene /z/ kommt auch Luft raus, aber nicht so viel. Wenn der Dampf von der Lok rauskommt, dann ist die Stimme aus /ʃ/, nicht wie bei der Biene /z/. Dann fühle ich hier (Kehlkopf) nichts.

Die Lautsymbole werden mit dem Kind kopiert und ausgeschnitten und immer wieder besprochen. Im Wesentlichen macht die Therapeutin die Laute vor, wobei sie das Kind auch immer auffordert, diese einmal auszuprobieren. Gelingt dem Kind die korrekte Ziellautproduktion nicht oder möchte es die Laute nicht isoliert ausprobieren, wird es angeleitet, sie zu Hause für sich alleine immer mal wieder auszuprobieren. Es wird betont, dass außer dem Lieblingstier oder der Lieblingspuppe niemand zuhören darf, wenn es diese Laute ausprobiert. Dies wird auch den Eltern mitgeteilt.

Anschließend werden die Laute gleich in ein Spiel integriert. Grundsätzlich gilt, dass immer alle betroffenen Ziel- und Ersatzlaute in die Behandlung integriert werden. Von dieser Regel wird nur dann abgewichen, wenn alle Frikative plosiviert werden. Dann wird nur mit den Ziellauten gearbeitet. Für eine Erläuterung siehe Fox-Boyer (2023). Tabelle 2 stellt dar, welche Ziel- und Ersatzlaute je nach vorliegendem Frikativ-Prozess ausgewählt werden, während Abbildung 3 einige Vorschläge für Lautsymbole abbildet.

---

3 Jedes Mal, wenn ein Laut hier erwähnt wird – dargestellt in // –, wird er von der Therapeutin produziert.

Tab. 2: Ziel- und Ersatzlaute je nach Form der Frikativ-Ersetzung[4] (siehe Definition S. 35)

Plosivierung aller Frikative	Ziellaute: /f v s z ʃ ç x/ Ersatzlaute: keine
Plosivierung einzelner Frikative, z. B. /ç/ und /x/ → /k/	Ziellaute: /ç x/ Ersatzlaute: je nach Ersatzlaut, hier /k/
Allophonischer Gebrauch der Frikative – a	Ziellaute: /f v s z ʃ ç x/ Ersatzlaute: je nach Ersatzlaut des Kindes, z. B. /h/ oder /s/ bei /θ/
Allophonischer Gebrauch der Frikative – b	Ziellaute: /f v s z ʃ ç x/ Ersatzlaute: /f v s z ʃ ç x/
Ersetzung von /f/ und /v/ durch /s/ und /z/	Ziellaute: /f v / Ersatzlaute: /s z /
Mischung von verschiedenen Formen der Frikativ-Veränderungen	Ziel- und Ersatzlaute: alle betroffenen Frikative

Abb. 4: Lautsymbole (Biene /z/, Lok /ʃ/, Wind /f/, Staubsauger /v/)[5]

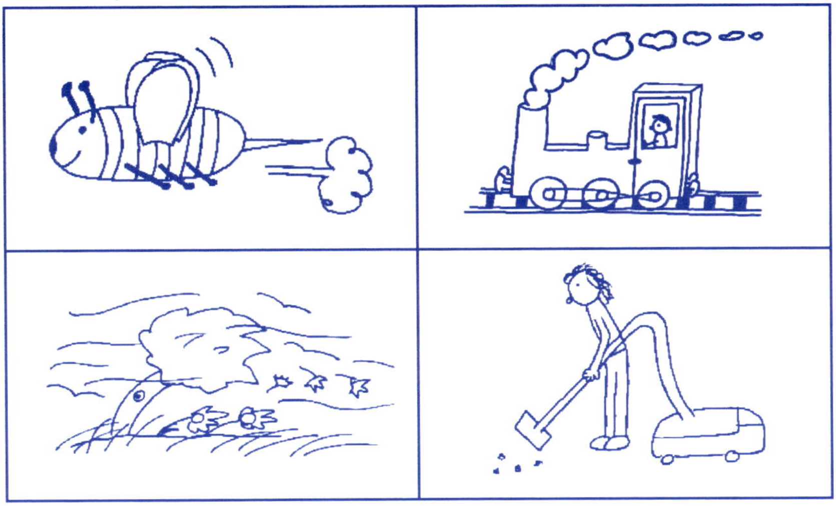

4 In Regionen, in denen das stimmhafte /z/ nur als stimmloses /s/ verwendet wird, wird auch nur Letzteres in der Therapie verwendet

5 Lautsymbole können kostenlos auf der Artikel-Detailseite unter www.skvshop.de heruntergeladen werden. Lautsymbole sind ebenfalls bei Lingoplay und Trialogo erhältlich

5.1.3.2 Durchführung Phase I

Die Therapeutin gibt in der Übung dem Kind einen Stimulus vor und das Kind soll erkennen, welches Geräusch es gehört hat (z. B.: Biene /z/, Lok /ʃ /, Wind /f/ etc.). Zunächst produziert die Therapeutin nur die isolierten Laute. Dann produziert sie Silben, die aus einem Ziel- oder Ersatzkonsonanten (K) und Vokal(en) (V) bestehen: fa, afa, as, aʃ, ʃa, aza, ava, za, ax, eça, danach Pseudowörter, die immer nur einen Ziel- oder einen Ersatzlaut enthalten, aber auch Konsonantenverbindungen (ʃam, flak, mɛlʃ, azut, ʃnop etc.). Schließlich produziert sie Realwörter, die nach dem gleichen Prinzip ausgewählt werden wie die Pseudowörter. Es gibt hierbei keine zu beachtende Hierarchie der Wortposition.

Es ist wichtig, bei der Auswahl der KV-, VKV-, VK-Silben und bei der Konzeption der Pseudowörter nur legale Kombinationen zu entwickeln, d. h., es dürfen nur Laute aufeinanderfolgen, die dies gemäß den phonotaktischen Regeln der deutschen Phonologie können. Ein Pseudowort wie /spati/ wäre illegal, da im deutschen Onset keine CC in Verbindung mit dem Laut /s/ vorkommen dürfen. Ziel der Übung ist es, dass das Kind eindeutig signalisiert (verbal oder nonverbal), welchen Laut es erkannt hat.
Diese Übungen können je nach Wunsch und Können des Kindes auch in Form von „Einmal ich – einmal Du" durchgeführt werden. Dabei ist es unerheblich, wie gut das Kind die Ziellaute produzieren kann. Auf „Einmal ich – einmal Du"-Übungen sollte verzichtet werden, wenn das Kind die Ziellaute nicht bilden kann und stattdessen nur den Ersatzlaut produziert, oder die Laute nicht bilden möchte (siehe auch Problem Phase I, S. 42).
Die nächsthöhere Ebene wird immer dann gewählt, wenn die Therapeutin sicher ist, dass dem Kind die Übung gut, wenn auch nicht fehlerfrei gelingt, und das Kind nicht mehr rät. Eine zu ca. 70–90 % korrekte Leistung wird als Indikator für die nächste Stufe angesehen. Wichtig in dieser Phase ist, dass das Kind pro Stunde eine extrem hohe Frequenz an Stimuli erhält. In einem zehnminütigen Spiel sollten ca. 40 Stimuli zu identifizieren sein.

5.1.3.3 Spielideen Phase I

Regelspiele	für die Ebenen isoliert, KV-Silben, Pseudowörter	Es wird ein Regelspiel nach Wahl des Kindes gespielt. Wenn „Einmal ich – einmal Du"-Spiele durchführbar sind, gilt folgende Regel: Derjenige, der an der Reihe ist, gibt dem anderen einen Stimulus vor, der identifiziert werden soll. Das Kind produziert für die Therapeutin auf jeder Ebene immer nur isolierte Laute. Wenn dies nicht geht, macht die Therapeutin für sich und das Kind Geräusche vor.
Rennspiel (auf Papier gemalt oder z. B. *Monza* von Haba oder *Tempo, kleine Schnecke!®* von Ravensburger)		Es werden Rennbahnen in der Anzahl der Lautsymbole gemalt und entsprechend Autos auf die Bahnen gestellt. Auf jedem Auto klebt ein Lautsymbol. Kind und Therapeutin machen sich abwechselnd Laute vor (siehe oben). Es darf immer das Auto fahren, dessen Laut produziert wurde. Mit einem Würfel wird ermittelt, wie viele Schritte (siehe Schneckenrennen) das Auto fahren darf.
Würfelspiele mit Lautkarten	Realwörter	z. B.: *Na Logo®*, *Zwirbel-Wirbel®*, *Zaubermond®* (Trialogo); *Schatzpiraten©*, der *Ritter Carbon©* (Lingoplay) und Bildkarten zu den zu bearbeitenden Lauten. Pro Karte darf nur ein Ziel- oder Ersatzlaut vorkommen. Immer wenn ein Bild von der Therapeutin benannt wird, muss abwechselnd identifiziert werden, welcher Laut darin enthalten ist.
Memory (Laut-Memory)		Es wird Memory mit Laute-Memorykarten (z. B. *Zwillingsbilder®* von Trialogo, *Twin GO-Serie* von Prolog) für die zu bearbeitenden Laute gespielt. Dabei ist darauf zu achten, dass Bilder mit Ziel- und Ersatzlauten enthalten sind. Immer, wenn eine Karte aufgedeckt wird, benennt die Therapeutin das Bild, das Kind muss identifizieren, welcher Laut enthalten war.
Pop up Pirate, Mikado, S.O.S. Affenalarm	Den verschiedenen Lautsymbolen werden Mikadostäbe, Affen, Schwerter (je nach Spiel) zugeordnet. Die Therapeutin macht Laut/Silbe/Pseudowort vor und das Kind darf z. B. ein Schwert vom entsprechenden Stapel nehmen und der Anleitung entsprechend reagieren.	

Drachenspiel	Es werden Höhlen aufgemalt, auf jede wird ein Lautsymbol geklebt und ein Drache (Dino) gestellt. In die Höhlen werden Edelsteine gelegt. Ein Prinz (z. B. Playmobil®) muss die Edelsteine für seine Prinzessin retten, er hat von einem Zwerg den Tipp bekommen, dass er Zauberwörter sagen kann, die die Drachen zum Schlafen bringen. Dann hat er Zeit, einen Stein zu nehmen. Die Therapeutin macht Laut/Silbe/Pseudowort vor, das Kind darf den Stein nehmen.
Holz-Eisenbahn	Kleine Kinder: Es wird ein Schienenkreis gebaut, darauf wird eine Lok mit Kippanhänger gestellt. Rund um den Kreis stehen Bahnhofshäuschen mit Lautsymbolen. In den Kippanhänger wird ein Stein gelegt, der beim Bahnhof abgelegt werden soll, dessen Lautsymbol die Therapeutin genannt hat. Große Kinder: Mit dem Kind wird eine Bahn aufgebaut. An verschiedenen Orten werden Lautsymbole angeklebt. Dann erfolgen Aufträge: Bring doch mal einen Mann von Bahnhof /f/ zu Bahnhof /s/.
Kartenspiele auf Wortebene	Arbeitsbuch *Phonologie – Aussprache (F W S SCH D H)* (Lingoplay) *Lauter neue Laute* (Lingoplay) *Laut heraus: Reibelaute s, sch, ch, z* (Prolog) *MINIMIX* (Prolog)
Lautsymbole stempeln	*LAUTer Stempelei* (Prolog)

In Anhang II sind die Bezugsquellen für die genannten Spielmaterialien aufgeführt.

5.1.3.4 Probleme in Phase I

Das Kind hört den Unterschied zwischen den Lauten nicht

Manchen Kindern fällt es in der ersten Übung zunächst sehr schwer, den Unterschied zwischen den isolierten Lauten herauszuhören. Ändert sich dies nicht innerhalb des ersten Spiels, sollte die Therapeutin parallel zum Spiel die Lautsymbole erneut erklären, vor allem wie ein Laut klingt. Hilft dies auch nicht, kann versucht werden, die Arbeit auf zwei Laute zu reduzieren, z. B. /z/ und /f/ oder /ʃ/. Das Kind kann sich dann zunächst an dem Faktor Stimme orientieren. Gelingt das Identifizieren jetzt, wird ein neuer Laut erneut erklärt und wieder hinzugenommen. Eventuell ist auch das Hören zu überprüfen. Bereits ein Hörverlust von 30 dB kann die Identifikation verhindern.

Das Kind möchte auf keinen Fall Laute ausprobieren

Dies ist in dieser Phase völlig akzeptabel. In diesem Fall wird auf Spiele im Sinne „Einmal ich – einmal Du“ verzichtet. Ist das Kind an der Reihe, macht die Therapeutin einen

Laut vor; ist sie selbst an der Reihe, wird auf einen Laut verzichtet oder sie macht sich selbst einen Laut vor und reflektiert laut über ihre Entscheidung.

Das Kind kann sich nicht konzentrieren / will stetig wissen „wie oft noch?“
(siehe hierzu Kap. 4.2.2)

5.1.3.5 Hausaufgabengestaltung in Phase I

Hausaufgaben werden möglichst am Ende jeder Stunde aufgegeben. Sie sollten immer nur etwas Aktuelles vertiefen, das in der Stunde bereits zu mindestens 50 % gekonnt wurde. Ziel der Hausaufgaben ist nicht die Fortführung der Therapie. Dazu wird den Kindern ein Spiel mitgegeben (z. B. gezeichnetes Spielbrett und evtl. Spielfiguren). Das Spiel wird am Ende der Stunde gemeinsam mit der anwesenden Bezugsperson angespielt, damit diese weiß, wie die jeweiligen Stimuli zu geben sind. Auf der Pseudowortebene wird den Eltern eine Liste mit ca. 20 Pseudowörtern mitgegeben, die sie wahllos vorgeben sollen. Manche Eltern benötigen auch eine Liste der vorherigen Ebene (KV – VKV – VK). Als Hausaufgaben eignen sich auch Übungen aus den *TROLLI®-Heften* (Trialogo) oder aus dem Arbeitsbuch *Phonologie – Aussprache* (Lingoplay).

5.1.4 Phase II

Die zweite Phase ist eine produktive Phase. Dies bedeutet, dass das Kind die Ziel- und Ersatzlaute nun selbst ausprobieren und im Wechsel produzieren soll. Das Ziel besteht darin, dass das Kind übt, die Laute zu produzieren (siehe Abb. 1, Kap. 2: *Motorisches Programmieren*) und den Bewegungsablauf für jeden Laut zu verinnerlichen. Es soll jeden Laut phonemisch korrekt produktiv zu den anderen Ziel- und Ersatzlauten abgrenzen. Zu Beginn dieser Phase gibt es drei Gruppen von Kindern:

- Die Kinder, die von Therapiebeginn an alle Laute isoliert produzieren konnten. Für diese ist die Phase sehr kurz.
- Die Kinder, die zu Therapiebeginn die Laute nicht isoliert produzieren konnten, sie sich aber während Phase I selbst beigebracht haben. Auch für diese Kinder ist die Phase sehr kurz.
- Die Kinder, die auch nach Phase I nicht alle oder einzelne Ziellaute des behandelten Prozesses isoliert produzieren können. Einige von diesen beginnen nach der vorgegebenen Spielanleitung in Phase II die Laute korrekt zu produzieren und benötigen nur Modulationshilfen („Probier mal das und das noch so zu machen“). Anderen gelingt es gar nicht. Dann ist eine traditionelle phonetische Lautanbahnung nach Van Riper (1963) sinnvoll, bis der isolierte Laut phonemisch korrekt realisierbar ist (siehe 5.1.4.3).

5.1.4.1 Durchführung Phase II

Kind und Therapeutin produzieren im Wechsel zunächst die Ersatz-, dann auch die Ziellaute isoliert. Zum Beispiel soll bei Würfelspielen mit jedem Schritt auf dem Spielbrett ein Ziel- oder Ersatzlaut produziert werden. Die Therapeutin gibt dabei jeweils den Stimulus vor, wenn sie an der Reihe ist. Ist das Kind an der Reihe, bittet die Therapeutin das Kind, den entsprechenden Laut zu imitieren. Gelingt dies nicht, erklärt sie noch einmal die produktiven Besonderheiten des Lautes und ermutigt das Kind erneut zur Imitation. Die Produktion der Ziel- und Ersatzlaute des Kindes muss dabei nicht zwingend phonetisch korrekt, sondern nur phonemisch korrekt erfolgen, d. h., dass z. B. ein interdental gebildetes /s/ oder auch ein zunächst stark gepustetes /f/ als korrekt gewertet wird. Zwischen den verschiedenen Lauten wird immer wieder abgewechselt. Sobald die isolierte Produktion phonemisch korrekt einigermaßen sicher gelingt, bietet die Therapeutin KV- oder VK-Silben zur Imitation an. Ob es leichter fällt, eine Konsonant-Vokal- oder Vokal-Konsonant-Verbindung zu produzieren, hängt oft vom Kind oder den verwendeten Lauten ab; beides sollte ausprobiert werden. Es sollte allerdings auf jeden Fall verhindert werden, dass die Laute voneinander getrennt vorgesprochen werden: K – V, also zwischen den Lauten eine kurze Pause eingeschoben wird. Wichtig ist hier, dass die Therapeutin nur legale Silben produziert, die den phonotaktischen Regeln des Deutschen entsprechen, dass also z. B. keine stimmhaften Frikative im Auslaut benutzt werden. KV- oder VK-Silben, die deutschen Realwörtern entsprechen, sollten zunächst vermieden werden, damit beim Kind neue und alte *motorische* Programme für Wörter nicht interagieren. Eine Hierarchie der Silbenposition gibt es nicht.

5.1.4.2 Spielideen Phase II

Würfelspiele	Es wird z. B. *Fang den Hut®* (Ravensburger), das *Schlossspiel* aus *4 erste Spiele* (Ravensburger), *4 Jahreszeiten* (Ravensburger), *Pronto Bronto* (Haba), *Spielhaus* (Prolog) oder Ähnliches gespielt. Die Therapeutin gibt jedes Mal, wenn sie an der Reihe ist, einen anderen Stimulus vor, der anschließend vom Kind, wenn es an der Reihe ist, imitiert werden soll. Pro Schritt wird dann der Stimulus produziert. Für Kinder unter 5 Jahren eignen sich Farbstrecken besser als Strecken, bei denen gezählt werden muss.
Rennspiel z. B. *Monza* (Haba) *Lotti Karotti®* (Ravensburger)	Es wird *Monza* oder *Lotti Karotti®* gespielt. Bei jedem Schritt werden die Stimuli (siehe Würfelspiele) produziert.

5.1.4.3 Probleme in Phase II

Dem Kind gelingt die isolierte Lautproduktion nicht

Der vom Kind produzierte Laut muss nicht 100 % phonetisch korrekt produziert werden, d. h., wenn ein Kind pustet, anstatt ein /f/ korrekt zu bilden, ist dies zunächst ausreichend. Bei den nächsten Versuchen kann die Therapeutin eine Hilfestellung anbieten, indem sie ihren Zeigefinger unter die eigene Lippe legt und diese gegen die oberen Schneidezähne drückt, sodass das Kind die Therapeutin imitieren kann.
Viele Kinder haben, wenn sie plosiviert haben, Probleme damit, die Laute /s/ und /z/ zu produzieren. Als Hilfe empfiehlt sich, folgende Anleitung zu geben: „Streck einmal Deine Zunge ein wenig raus und beiße ganz leicht drauf, dann schick mal Luft raus." Meist kommt dann ein /s/-Laut-artiges Geräusch zustande. Wenn dies gelingt, wird das Kind nach kurzer Zeit aufgefordert, die Zunge während der interdentalen Produktion vorsichtig hinter die Zähne zurückzuziehen.
Sind diese Hilfestellungen nicht ausreichend, kann auf alle Anbahnungstechniken nach Van Riper & Erickson (1996) (siehe auch Franke, 2007) und auf lautunterstützende Gebärden (Weinrich & Zehner, 2016) zurückgegriffen werden.

Das Kind realisiert die Laute /s z ts/ interdental/lateral

In diesem Fall wird dies als phonemisch korrekt gewertet und nicht weiter beachtet. Die Therapie des phonetischen Prozesses folgt im Anschluss an die phonologische Therapie.

5

Dem Kind gelingt das Zusammenziehen von Konsonant und Vokal nicht, bzw. das Kind fügt den Ersatzlaut zwischen Ziellaut und Vokal ein

Gerade bei der Behandlung der Frikative, insbesondere wenn ein Kind plosiviert hat, kommt es häufig vor, dass Kinder bei der Produktion von KV-Silben den alten Laut dazwischen setzen: anstatt /fa/ macht das Kind [fpa] oder anstatt /ʃa/ macht das Kind [ʃta]. Das getrennte Produzieren /f-a/ ist hier keine Hilfe, weil es nichts anderes als die isolierte, bereits gekonnte, Lautproduktion darstellt. Es bieten sich vier Hilfen an:

1. Reinhauchen: Die Therapeutin setzt zwischen Ziellaut und Vokal ein /h/ > [ffffhhha]. Dabei darf es nicht zu einem Abbruch des Luftstroms kommen.
2. Reinflüstern: Die Anleitung der Therapeutin lautet: Wir machen das erste Geräusch ganz laut, anschließend flüstern wir: [ʃule].
3. CC-Produktion: Ausgehend von einem Vorgehensprinzip aus der Zyklischen Therapie nach Hodson & Paden (1991) wird ganz gezielt die Produktion von Konsonantenverbindungen (CCV) vor die Produktion von KV-Silben gesetzt. Das Kind soll nun sehr variable CC bilden, wie /ʃta, ʃpa, fla ʃla, ʃma/. Erst wenn dies flexibel gelingt, wird zur KV-Silbenproduktion übergegangen.

4. VK-Produktion: Anstatt das Kind zu bitten, KV-Silben zu produzieren, wird mit VK-Silben begonnen, gefolgt von VKV-Silben. Erst dann wird wieder zu den KV-Silben übergegangen.

5.1.4.4 Hausaufgabengestaltung in Phase II

Hausaufgaben werden auf dieser Ebene erst aufgegeben, wenn das Kind die Aufgabe zu mindestens 50 % korrekt beherrscht. Die Aufgabe entspricht dann den Spielen, die in der Stunde gespielt werden.

5.1.5 Phase III

In Phase III soll das Kind üben, auf seine überarbeiteten *phonologischen Repräsentationen* zuzugreifen und basierend auf diesen das *motorische Programmieren* für die nun neu, sprich anders, auszusprechenden Wörter üben, damit sich auf diese Weise neue *motorische Programme* aufbauen können.

5.1.5.1 Durchführung Phase III

In Phase III werden Übungen gemacht, bei denen das Kind selbst „in seinem Kopf" entscheiden soll, mit welchem Ziel- oder Ersatzlaut ein Wort beginnt. Anschließend soll es versuchen, dieses Wort korrekt auszusprechen. Eine zentrale Übung dafür ist die Reimproduktion: Das Kind hat einen Stapel Wortkarten vor sich, die z. B. alle mit einem Frikativ beginnen. Bei jedem Wort soll es nun die in der Therapie des Prozesses fokussierten Laute als Anlaut einsetzen, um festzustellen, welcher Laut für dieses Wort korrekt ist (Vorlage zu dieser Übung siehe Abb. 5). Das Kind begleitet sein Sprechen mit einer Bewegung des Zeigefingers vom Lautsymbol über die Linie. Es ist dabei nicht von Bedeutung, ob durch das Reimen Real- oder Pseudowörter entstehen. Diese Übung kann ebenso für die Wortauslautposition verwendet werden, wobei natürlich keine Reimwörter entstehen. Eine festgelegte Hierarchie der Wortposition gibt es nicht.

Des Weiteren können alle Spiele oder Übungsblätter auf Wortebene genutzt werden, bei denen verschiedene Ziel- und Ersatzlaute – in diesem Fall Frikative – verwendet werden. Pro Wort sollte nur ein Frikativ vorkommen. In welcher Wortposition dieser vorkommt, ist unerheblich. Wörter mit Konsonantenverbindungen sollen von Anfang an integriert werden.

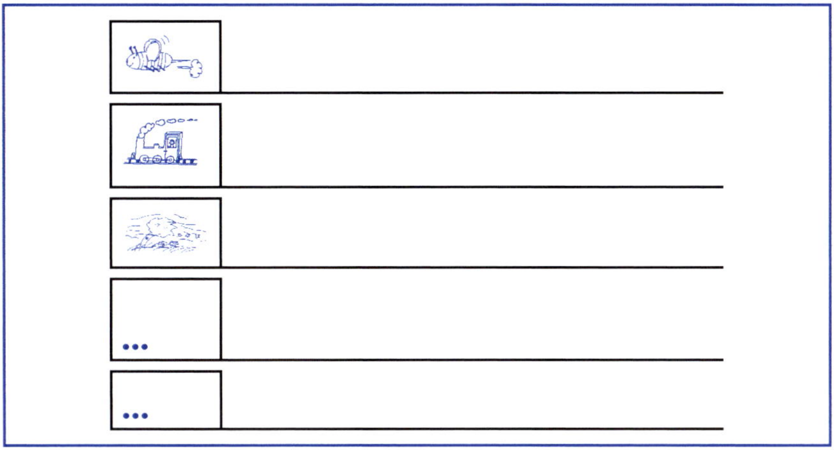

Abb. 5: Vorlage zur Reimübung Phase III

5.1.5.2 Spielideen Phase III

Memory mit Bildkarten aller betroffenen Laute	Es wird Memory gespielt, wobei alle Bilder, die einen Ziel- oder Ersatzlaut enthalten, gemischt werden, z. B. Memory *Zwillingsbilder®* (Trialogo), *Twin GO-Serie* (Prolog).
Angeln	Hierfür werden Bildkarten mit jeweils einem Frikativ benötigt. Die Karten werden mit Büroklammern versehen. Das Kind soll dann eine oder mehrere Karten blind angeln (z. B. aus einem Papierkorb) und anschließend benennen. Wer seine Karte(n) korrekt benennt, darf sie behalten, ansonsten werden sie zurück in den „Teich" geworfen. Wer die meisten Karten geangelt hat, hat gewonnen.
Bewegungsspiel	Auf dem Boden werden Teppichfliesen oder Reifen ausgelegt. Jede Fliese oder jeder Reifen wird mit einem Symbol belegt. Kind und Therapeutin ziehen abwechselnd eine Bildkarte und hüpfen auf das entsprechende Feld.
Tiere füttern	Ein Bauernhof/Zoo wird aufgebaut. Bildkarten mit Futtermitteln, die Ziel- oder Ersatzlaute beinhalten, werden ausgewählt. Kind und Therapeutin ziehen abwechselnd ein Futtermittel und entscheiden, welcher Laut darin versteckt ist. Dann darf ein Tier gefüttert werden.
Quartett (Trialogo)	*LogoTrio® Quartett* – aus den verschiedenen Quartetten einzelne zusammengehörende Sets mit den für den Prozess benötigten Lauten entnehmen, alle Karten mischen und nun Quartett nach Anleitung spielen.
TROLLI-Hefte® (Trialogo) Arbeitsbuch *Phonologie – Aussprache* (Lingoplay)	Einige Aufgaben aus den *TROLLI-Heften®* (Trialogo) sind auf Kontraste in Wörtern ausgerichtet. Diese können für die Therapiestunde, aber auch als Hausaufgabe genutzt werden. Das Arbeitsbuch *Phonologie – Aussprache* (Lingoplay) orientiert sich in seinen Übungen an P.O.P.T. Mehrere Übungen wurden gezielt für Phase III konzipiert.
Kartenspiele	*MINIMIX* (Prolog): ein Minimalpaarspiel *Laut heraus: Reibelaute s, sch, ch, z* (Prolog) *Phonologie – Aussprache*: Kartenspiele, die nach dem Prinzip *Schnipp-Schnapp* oder *11er-raus* zu verschiedenen Prozessen konzipiert wurden (Lingoplay) *Spolterspeine*: Kartenspiele zu verschiedenen Lauten (Lingoplay)

Sobald es dem Kind gelingt, die Ziel- und Ersatzlaute in der Übungssituation korrekt einzusetzen, ist die Arbeit an diesem Prozess beendet. Sollte es sich um das erste Therapieintervall handeln, ist dieses somit abgeschlossen, unabhängig davon, wie viel Therapieeinheiten stattfanden. Zum Abschluss der Arbeit wird die Eingangsdiagnostik erneut durchgeführt (Bilderbenenntest zur phonologischen Analyse) und anschließend eine Therapiepause von drei Monaten angesetzt. In dieser Zeit muss das Kind nicht üben, aber die Eltern werden angeleitet, in wohlmeinendem korrektiven Feedback das Kind zu erinnern und auch ab und zu direktiv um Verbesserung zu bitten. Nach der Pause beginnt bei Bedarf ein neues Intervall. In jedem Fall aber findet eine Kontrolluntersuchung statt, die messen soll, inwiefern sich der Therapieerfolg auf Wortebene auch in die Spontansprache übertragen hat. Sollte Letzteres der Fall sein, ist entweder die Therapie beendet oder aber die Therapie wird fortgeführt, wenn noch weitere Prozesse oder andere sprachliche Ebenen einer Behandlung bedürfen. Sollte der Prozess noch nicht überwunden sein, so wird erneut mit Phase I begonnen. Alle Phasen und deren Unterebenen werden kurz durchlaufen, um festzustellen, welche davon vom Kind noch nicht vollständig korrekt realisiert werden kann. Dann wird an dieser Stelle die Therapie fortgesetzt.

5

5.1.5.3 Probleme in Phase III

Das Kind schiebt beim Reimen den Ersatzlaut zwischen Ziellaut und Vokal, z. B. Schuh [ʃtu]
Hier können alle Hilfen aus Kapitel 5.1.4.3 genutzt werden.

Das Kind weiß nicht, welchen Laut es bei einer spontanen Bildbenennung einfügen soll
Hier kann das Kind zum einen aufgefordert werden, zunächst im Kopf zu überlegen, welchen Laut es einfügen möchte, und auf diesen zu zeigen (Lautsymbol) und anschließend das Wort so auszusprechen. Zum anderen kann man das Kind bitten, das Wort zunächst neben das eine Lautsymbol zu halten und es mit diesem Laut auszusprechen, anschließend dieses Vorgehen mit dem z. B. zweiten Lautsymbol zu wiederholen. Jetzt soll es sich entscheiden, welche Version korrekt war. Fällt dem Kind die Entscheidung schwer, kann es dabei mit einem Mikrofon aufgenommen werden und beim Abhören der Aufnahme die Entscheidung fällen.
Wenn das Kind den korrekten Laut zeigt, das Wort aber inkorrekt ausspricht, d. h. das alte motorische Programm aktiviert wird (*Koffer* ist gefragt, das Kind sagt *Toffer)*, kann man zunächst verschiedene KV-Silben anbieten und dann das Wort: „Sag mal: ka, jetzt: ke ki ko, Koffer." Hierbei spricht das Kind jede Silbe einzeln nach.

5.1.5.4 Hausaufgabengestaltung in Phase III

Die Hausaufgaben werden auf dieser Ebene erneut erst vergeben, wenn das Kind die Aufgabe zu mindestens 50 % korrekt beherrscht. Die Aufgabe entspricht dann den Spielen, die in der Stunde gespielt werden.

5.2 Vor- bzw. Rückverlagerung: velar – alveolar

5.2.1 Definition

In der physiologischen Entwicklung ist es nicht ungewöhnlich, wenn Kinder die Laute /ŋ/ und /k g/ durch die Laute /n/ und /t d/ ersetzen. Während die Vorverlagerung des Nasals bereits mit 2;5 Jahren überwunden sein sollte, findet sich die Vorverlagerung der velaren Plosive bei 10-20 % der Kinder noch bis zum Alter von 3;5 Jahren.
Die Rückverlagerung der alveolaren Plosive /t d/ zu /k g/ sowie des alveolaren Nasals /n/ zu /ŋ/ ist allerdings als pathologisch zu werten.

5.2.2 Therapie

Die Therapie folgt im Wesentlichen den Schritten wie in Kapitel 5.1 (Ersetzung der Frikative) beschrieben. Ziel ist es, dass die Kinder den Kontrast der betroffenen drei velaren Laute zu den drei betroffenen alveolaren Lauten erleben und verstehen und die Laute nach Abschluss der Therapie korrekt in der Spontansprache verwenden.

5.2.3 Vorphase

Die Vorphase entspricht der in Kapitel 5.1.2 beschriebenen. Zu Beginn weichen die angebotenen Wörter grob von der Phonologie des Zielwortes ab (z. B. /pulen/ für <Kuchen>). Schließlich nähern sich die Wörter, die von der Therapeutin gesprochen werden, immer mehr den Fehlbildungen des Kindes an (/Tuchen/ für <Kuchen>). Ziel ist, dass das Kind seine eigenen Fehlbildungen als inkorrekt zurückweist. Insbesondere Wörter, die die Velare /k g ŋ/ und die Alveolare /t d n/ enthalten, werden häufig angeboten.

5.2.4 Phase I

Phase I läuft im Wesentlichen ab wie in Kapitel 5.1.3 beschrieben. Der erste Schritt von Phase I besteht darin, die Ziel- und Ersatzlaute des Prozesses einzuführen und mit Lautsymbolen zu belegen. Die velaren und alveolaren Laute können wie folgt visualisiert werden:

/k/ Holzhacker

/g/ Gans oder Traktor

/t/ tropfender Wasserhahn

/d/ angetippter Luftballon oder Ei, das aufgeklopft wird

/ŋ/ Sprungfeder oder Gong

/n/ Clown mit roter Nase.

In der Regel werden die Nasale in der Therapie in der Vorphase und dann erst wieder in Phase III berücksichtigt, d. h. während der Phasen I und II wird ausschließlich an den Kontrasten /k-t/ und /g-d/ gearbeitet.
Die Therapeutin erklärt und verdeutlicht die Laute, führt die Lautsymbole dazu ein und macht dabei die jeweiligen Laute vor (siehe Beispiel Kap. 5.1.3.1). Bei der Erarbeitung des Kontrastes velar versus alveolar kann mit einer Einheit in Anlehnung an das Metaphon-Konzept (siehe Jahn, 2007) begonnen werden. Hierbei wird dem Kind über taktile Reizung der Zungenspitze und des Alveolardamms – sowie im Gegensatz dazu des Zungenrückens und der Grenze harter/weicher Gaumen – veranschaulicht, dass es Artikulationsstellen vorne und hinten im Mundraum gibt. Dabei sind die Begriffe vorne und hinten nicht von Bedeutung. Das Kind kann auch zeigen, wo es etwas gespürt hat. Mithilfe eines Wattestäbchens, welches in Eiswasser getaucht wird, wird die jeweilige Zone berührt. Das Kind soll schließlich entscheiden, wo es das Stäbchen gespürt hat. Therapeutin und Kind können sich auch abwechseln. Anschließend spielen die bereits in 5.1.3.1 beschriebenen metasprachlichen Einheiten eine wichtige Rolle: Die Therapeutin erklärt dem Kind altersgerecht, was im Mund bei der jeweiligen Lautproduktion passiert, indem sie z. B. ihr eigenes Mundbild zeigt oder eine visuelle Darstellung zur Hilfe nimmt. Die Visualisierung der Laute durch Lautsymbole kann auch durch „anatomische Zeichnungen“ (siehe Abb. 6) unterstützt werden, sodass dem Kind die gefühlten Artikulationsstellen im Mund noch einmal deutlicher werden – und damit die Beziehung der gehörten Laute zu den gefühlten Kältereizen. In dieser Übung wird ausschließlich rezeptiv gearbeitet, d. h., es wird keine Produktion von dem Kind erwartet. Probiert ein Kind zu diesem Zeitpunkt bereits freiwillig Laute aus, so sollte jeder Versuch gelobt und positiv verstärkt werden.

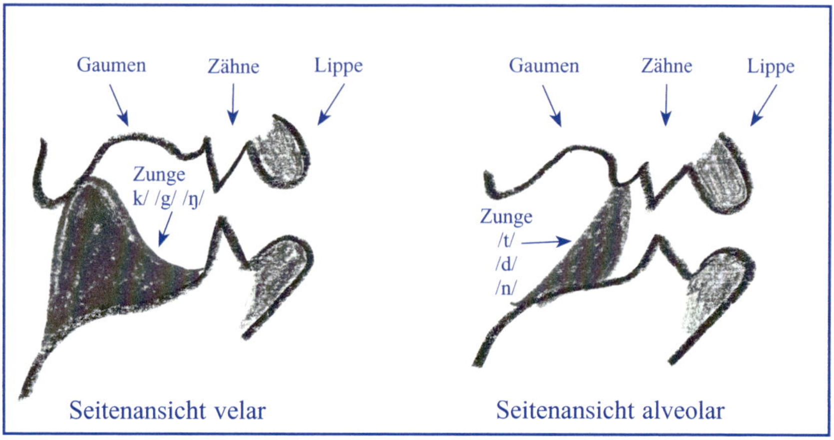

Abb. 6: Anatomische Zeichnung zur Visualisierung der Laute

Die Einführung der Lautsymbole /k g t d/ und Veranschaulichung der Lautbildung geht in die erste rezeptive Übung über: das Identifizieren bzw. Differenzieren auf Lautebene. Hierbei werden zunächst nur die isolierten Laute des jeweiligen Prozesses von der Therapeutin produziert. Dabei ist es sehr wichtig, dass die Therapeutin die stimmlosen Laute /t/ und /k/ ausschließlich stimmlos, ohne Ergänzung eines minimalen Schwa-Lautes präsentiert, damit sie sich deutlich von den stimmhaften Lauten /g/ und /d/ abgrenzen. Die Therapeutin gibt dem Kind ein Item vor, das das Kind identifizieren soll: „Ich mache jetzt ein Geräusch und Du zeigst mir, was Du gehört hast: den Wasserhahn oder den Holzhacker.“ Das Kind muss auf das entsprechende Lautsymbol zeigen. Für das weitere Vorgehen siehe Kapitel 5.1.3. Kapitel 5.2.4.1 stellt zusätzliche Spielideen zu dieser Arbeitsphase dar.

5.2.4.1 **Spielideen Phase I** (siehe auch Kap. 5.1.3.3)

Kugelbahn	für die Ebenen isoliert, CV-Silben, Pseudowörter	Therapeutin gibt einen Stimulus vor, der identifiziert werden soll. Bei korrekter Identifizierung kann eine Kugel in die Murmelbahn geworfen werden.
Sammelspiele		Therapeutin gibt einen Stimulus vor. Bei korrekter Identifizierung erhält das Kind einen Edelstein, bei falscher Entscheidung geht der Stein an die Therapeutin. Wer am Ende die meisten Steine hat, gewinnt. Alternative: Mit einem Kipplaster werden Edelsteine von einem Haufen aufgeladen, um sie dann bei dem entsprechend zu identifizierenden Lautsymbol wieder abzuladen.
Rennspiel		Aufgemalte Rennbahnen oder Spiel, z. B. *Tempo, kleine Schnecke!®* (Ravensburger); *Monza* (Haba). Jeder Strecke bzw. jeder Spielfigur wird ein Lautsymbol zugeordnet. Kind und Therapeutin machen sich abwechselnd Laute vor (siehe oben). Es darf immer die Figur einen Zug nach vorn machen, deren Laut produziert wurde. Weitere Anleitung siehe Kap 5.1.3.
Puzzlespiele	Realwörter	Die Puzzleteile werden in so viele Stapel unterteilt, wie Lautsymbole vorliegen. Jeder Stapel wird einem Lautsymbol zugeordnet. Nach der auditiven Stimulusvorgabe durch die Therapeutin entscheidet das Kind, welches Phonem im Wort enthalten war, und nimmt sich ein Puzzleteil von dem entsprechend ausgewiesenen Stapel, um zu puzzeln.
Würfelspiele		Finden parallel zur Übungseinheit statt: Vor jedem Spielzug identifiziert bzw. differenziert das Kind nach auditiver Vorgabe Ziel- und Ersatzlaute im Wort.
Quasselstrippe® (Trialogo)		*Quasselstrippe®* nach Anleitung spielen – geht gut für den Prozess der Vor- oder Rückverlagerung im Bereich alveolar – velar, auch für andere Kontraste erhältlich.

5.2.4.2 Probleme in Phase I

Dem Kind gelingt es nicht, die Ziel- und Ersatzlaute korrekt zu differenzieren, es rät

In diesem Fall ist es zunächst sinnvoll, nur mit zwei Lauten zu arbeiten: /k/ und /t/. Reicht dies nicht aus, kann das /k/ deutlich lauter gesprochen werden als das /t/. So bleibt der Stimulus auditiv. Sobald das Kind diesen Lautstärkekontrast korrekt wahrnimmt, werden langsam beide Laute wieder in ihrer Lautstärke aneinander angeglichen. Gelingt diese Unterscheidung, werden die beiden stimmhaften Laute /g d/ wieder hinzugefügt. Eventuell ist es sinnvoll, das Hören überprüfen zu lassen.

5.2.5 Phase II

Phase II folgt dem in Kapitel 5.1.4 beschriebenen Ablauf. Zunächst soll das Kind im Spiel die Ersatzlaute /t d/ bei Vorverlagerung und /k g/ bei Rückverlagerung korrekt produzieren, gefolgt von den Ziellauten /k g/ bei Vorverlagerung und /t d/ bei Rückverlagerung.

5.2.5.1 Spielideen Phase II

(siehe auch Kap. 5.1.4.2)

Alle Arten von Würfelspielen	Die Therapeutin gibt jedes Mal, wenn sie an der Reihe ist, einen Stimulus entsprechend der oben genannten Hierarchie vor, den das Kind imitieren soll, wenn es mit Würfeln an der Reihe ist. Bei jedem Schritt müssen Therapeutin oder Kind den Laut oder die Silbe produzieren. Ziel- und Ersatzlaute wechseln sich ab, um den phonologischen und phonetischen Kontrast herzustellen.

5.2.6 Phase III

In Phase III erfolgt schließlich eine Kombination aus rezeptiven und expressiven Übungsanteilen mit dem Ziel, die veränderte *phonologische Speicherung* und das neue *motorische Programm* zu verknüpfen (siehe auch Kap. 5.1.5). Zentrales Merkmal dieser Phase ist, dass sich Kind und Therapeutin gegenseitig abwechseln. Die Therapeutin fungiert als Modell, an dem sich das Kind mögliche Strategien ableiten kann. Dazu benennen Therapeutin und Kind Bildkarten. Vor der Benennung muss entschieden werden, welcher Laut gebraucht wird, um das Wort korrekt auszusprechen. Eine mögliche Arbeitsanweisung an das Kind kann lauten: „Wir ziehen jetzt eine Karte und sagen, was da drauf ist. Dabei müssen wir vorher im Kopf gut überlegen, welches Geräusch da drin ist. Ich nehme mal eine Karte. [überlegt] Das ist ein ‚Kissen'; mit dem Holzhacker am Anfang."
Kommt es durch das Kind zu einer fehlerhaften Benennung, kann die Therapeutin durch korrektives Feedback oder durch die Überbetonung der Ziel- und Ersatzlaute helfen. Kommt es zu einer fehlerhaften Zuordnung der Lautsymbole, sollte dem Kind aufgezeigt werden, wie sich das Wort entsprechend der Lauteinsetzung verändert. Legt das Kind beispielsweise die Abbildung eines Koffers zum Symbol Wasserhahn, so kann die Therapeutin wie folgt reagieren: „Wenn sich der Wasserhahn darin versteckt hat, heißt das ja Toffer. Das Wort kenne ich gar nicht. Du?" Auch bei korrekter Realisierung sollte Feedback gegeben werden: „Richtig, da hört man den Holzhacker: Koffer. Das heißt ja nicht Toffer, Goffer oder Doffer, stimmt's?!" – Dabei zeigt sie auf die jeweiligen Lautsymbole. Als weitere zentrale Übung ist das „Reimen", wie in Kapitel 5.1.5 beschrieben, zu erwähnen.

Ist das Kind von seiner fehlerhaften Benennung selbst irritiert, zeigt sich, dass die neue *phonologische Speicherung* bereits greift, aber noch das alte *motorische Programm* verwendet wird. Die Irritation zeigt darüber hinaus, dass eigene Fehler vom Kind wahrgenommen werden. Diese Fähigkeit des Eigenhörens ist eine bedeutsame Leistung, denn sie ermöglicht dem Kind erst, seine eigene Aussprache zu beurteilen und bei Bedarf eine Korrektur einzuleiten.

Verfügt das Kind innerhalb der Übungssituation über ausreichend Eigenkontrolle über sein Sprechen bzw. sind seine Leistungen zu ca. 80 % korrekt, ist das Therapieziel erreicht, und die Therapie kann beendet werden. Für das Kind besteht nun im Alltag die Möglichkeit, die in der Therapie initiierten Entwicklungsschritte selbstständig auszubauen und in den Transfer zu bringen.

5.2.6.1 Spielideen Phase III (siehe auch Kap. 5.1.5.2)

Memory mit Lautkarten aus allen Ziel- und Ersatzlauten	Es wird Memory gespielt, wobei alle Bilder einen Ziel- oder Ersatzlaut enthalten, z. B. entsprechende Auswahl an *Zwillingsbildern®* (Trialogo); *Twin GO-Serie* (Prolog)
TROLLI-Hefte® (Trialogo) Arbeitsbuch *Phonologie – Aussprache*	Einzelne Übungen aus den *TROLLI-Heften®* (Trialogo), bei denen entschieden werden muss, ob ein Laut im Wort enthalten ist oder nicht. Es gibt auch Übungen zur Lautlokalisation und Memorybilder, die nach Lauten sortiert sind. Übungsblätter zu verschiedenen Prozessen in Phase III
Bildkarten mit Ziel- und Ersatzlauten (*Zwillingsbilder®*, *LogoTrio®*, *Zaubermond®* – alles von Trialogo)	Benennung der Bilder und Zuordnung zu den Symbolkarten, Reimübung Es ist ratsam, alle Übungen mit Bildkarten in ein Spiel einzubauen: Würfelspiele, Zuordnungsspiele etc.
Suchbilder und Situationsbilder (z. B. *Plappersackkartensätze®* von Trialogo)	Ein Bild mit vielen Detailabbildungen, bei dem Items benannt werden können und entschieden werden muss, welcher Ziel- oder Ersatzlaut enthalten ist.
Quasselstrippe® (Trialogo)	Domino- bzw. Legespiel, bei dem die Spieler differenzieren müssen, indem sie zueinanderpassende Kärtchen aneinander legen, z. B.: Seil – Sonne; beide enthalten die Biene.

5.3 Glottale Ersetzung /ʁ/

5.3.1 Definition

Bei der Glottalen Ersetzung von /ʁ/ kommt es zu einer Ersetzung von /ʁ/ durch [h] oder [ʔ]. Dieser Prozess sollte mit 2;5 Jahren überwunden worden sein. Eine Konsequenz dieses Prozesses ist die Reduktion aller Konsonantenverbindungen mit /ʁ/ auf den jeweils ersten Konsonanten, z. B. Brot wird zu [bot].

5.3.2 Therapie

Die Therapie der Glottalen Ersetzung von /ʁ/ ist identisch mit den bislang in Kapitel 5.1 und 5.2 beschriebenen Therapieabläufen. Als Ziellaut ist das /ʁ/ (Lautsymbol: z. B. Wecker) und als Ersatzlaut das /h/ (Lautsymbol: z. B. Läufer, Gespenst) ausgewählt, unabhängig davon, ob das Kind den Glottalen Stopp oder das /h/ als Ersatzlaut ausgewählt hat.

5.4 Kontaktassimilation /tʁ dʁ/ → /kʁ gʁ/

5.4.1 Definition und Hintergrund

Immer wieder werden Kinder im Alter von 5–7 Jahren in der logopädischen Praxis vorgestellt, die als einziges Symptom eine Kontaktassimilation der Konsonantenverbindungen /tʁ dʁ/ → /kʁ gʁ/ zeigen, eventuell begleitet von einer Artikulationsstörung. Diese Kontaktassimilation fällt in die Untergruppe der konsequenten phonologischen Störung, auch wenn es sich um ein minimales und eher unauffälliges Symptom handelt. Sie soll hier aber gesondert behandelt werden, da ihre Behandlung oft mit Schwierigkeiten verbunden ist. Zwei Vorgehensweisen werden meistens angewandt: ein artikulatorischer Ansatz, bei dem die Konsonantenverbindungen durch das Trennen der Ziellaute unter Einschub eines Schwa-Lautes motorisch gedrillt werden [də-ʁa də-ʁa], und ein phonologischer Ansatz, bei dem am Kontrast alveolar – velar (Artikulationsorte nach Metaphon) der Anlaute gearbeitet wird. Ersteres führt oft dazu, dass die Kinder in der Spontansprache in ihrem alten Muster haften bleiben und in der Übung folgendermaßen zählen: eins, zwei, [d-ʁaɪ]. Der metaphonologische Ansatz führt dazu, dass die Kinder ohne Schwierigkeiten die Kontraste erkennen können, ihre Spontansprache sich aber dennoch nicht verändert.

5

FALLBEISPIEL: NINA

Nina wurde im Alter von 5;7 Jahren in einer logopädischen Praxis angemeldet, da sie die Konsonantenverbindungen /tʁ dʁ/ immer als [kʁ gʁ] realisierte. Sie zeigte außerdem einen Sigmatismus interdentalis. Sie begann im Alter von 5;11 Jahren eine Gruppenbehandlung für den Sigmatismus. Daran schloss sich eine Artikulationstherapie für die Kontaktassimilation an. Die Einzeltherapie brachte nach 13 Stunden keinen Erfolg, woraufhin ein Therapeutenwechsel stattfand mit dem Ziel, eine phonologische Behandlung anzuschließen. Dies war umso wichtiger geworden, da Nina (jetzt 6;8 Jahre) bereits das erste Schulhalbjahr hinter sich hatte und der Schriftspracherwerb ihr sehr große Schwierigkeiten bereitete. Da schon bei ihrer Mutter und ihrem älteren Bruder eine Legasthenie diagnostiziert worden war, war die Sorge der Mutter entsprechend groß. Ein Test zur phonologischen Bewusstheit ergab sehr deutliche Defizite auf allen Ebenen. Bei dem Untertest „Anlautidentifikation" zeigte sich ein erstaunliches Bild: Nina konnte recht mühelos isolierte Onsets erkennen: Fisch → /f/, bei Plosiven nannte sie zwar die erste CV-Verbindung: Bank → /ba/, aber bei Konsonantenverbindungen zeigte sich folgendes Muster:

Glas → /l/
Brief → /ʁ/
Krone → /ʁ/

Diese Ergebnisse ließen darauf schließen, dass Nina die Konsonantenverbindungen gar nicht als solche wahrnahm, obwohl sie sie alle korrekt aussprach, mit der Ausnahme von /tʁ dʁ/.

Diese Zufallsentdeckung bei einem Kind, das neben seinen Ausspracheproblemen große Probleme beim Schriftspracherwerb in der ersten Klasse zeigte, weswegen seine phonologischen Bewusstheitsfähigkeiten untersucht wurden, führte zu folgender Hypothese:

> Bei Kindern, die nur eine Aussprachestörung in Form einer Kontaktassimilation zeigen, könnte dieses Symptom – wie die Spitze eines Eisbergs – ein Indikator für eingeschränkte Fähigkeiten der phonologischen Bewusstheit sein. Damit verbunden könnte sich ein starkes Risiko für eine Legasthenie ergeben.

Die Hypothese konnte durch die Untersuchung weiterer Kinder bestätigt werden. Alle Kinder mit einer Kontaktassimilation erhielten daraufhin eine phonologische Behandlung der Aussprachestörung, die eine Förderung der phonologischen Bewusstheitskompetenzen beinhaltet und im Folgenden beschrieben werden soll. Defizite im Bereich der phonologischen Bewusstheit wurden, wenn sie mit dem TPB – Test für Phonologische Bewusstheitsfähigkeiten (Fricke & Schäfer, [2]2011) aufgedeckt wurden, im Anschluss an die Aussprachetherapie zusätzlich behandelt.

5.4.2 Therapie bei Kontaktassimilationen

Die Behandlungsschritte gehen davon aus, dass ein Kind mit Schwierigkeiten bei der korrekten Realisation der Konsonantenverbindungen (CC) /tʁ dʁ/ Probleme damit hat, Bestandteile von Konsonantenverbindungen genau zu erkennen: Das bedeutet, es hat Schwierigkeiten mit der Art und Anzahl der zu produzierenden Elemente des Wort- oder Silbenonsets. Die Tabelle 3 präsentiert einen Überblick der Arbeitsschritte. Die Therapieschritte folgen dem Prinzip der P.O.P.T.

5.4.3 Vorphase

5.4.3.1 Prinzip I: Wörter haben einen ersten Laut

Die Therapeutin erklärt, z. B. mithilfe des Namens des Kindes, dass Wörter einen Anfangsbuchstaben, ein Anfangsgeräusch haben. In der darauf folgenden Übung präsentiert die Therapeutin dem Kind Wörter, bei denen sich der Anfangslaut dehnen und damit für das Kind deutlicher hörbar machen lässt: „Hör mal, wie heißt das erste Geräusch, das ich ganz lang mache: MMMMM-ond“. Es werden also zunächst nur Wörter verwendet, die

Tab. 3: Therapieplanung für Kontaktassimilation

		Thema	Ebene
Vorphase	Prinzip I	Erkennen von Wortonsets bestehend aus einem Element	1. Wörter, die im Onset einen isolierten Konsonanten (K) (keine Plosive) oder Vokal (V) haben: Mond, Nase, Hund, Sonne, Fahne, Schiff, Junge, Lampe, Uhr, Igel ... 2. Wörter, die im Onset einen isolierten Konsonanten (K) (auch Plosive) oder Vokal (V) haben: Kuh, Sonne, Papagei, Hase, Teller ...
	Prinzip II	Erkennen von Wortonsets bestehend aus zwei Elementen (CC)	1. Wörter, die im Onset zwei Konsonanten (keine Plosive) haben: Schwein, Friseur, Frosch, Schnecke, Flugzeug, Schlange ... 2. Wörter, die im Onset zwei Konsonanten (auch Plosive), aber nicht /tʁ dʁ kʁ gʁ/ haben: Schwein, Friseur, Frosch, Schnecke, Flugzeug, Schlange, Blatt, Prinz, Knopf, Glas, Stuhl ...
Phase I		Überprüfen/Erarbeiten der Wahrnehmung für den Kontrast alveolar – velar	Identifizierungsübungen für die Konsonanten /t d k g/ entsprechend der Phase I in P.O.P.T. für Ersetzungsprozesse: isoliert, Silbe, Pseudowort, Wort
			Identifikation der Onsets bei Wörtern mit den Ziel- und Ersatzstrukturen /tʁ dʁ kʁ gʁ/
Phase II		Produktion der Ziel-CC	Silbenproduktionen von allen Ziel- und Ersatz-CC: /tʁ dʁ kʁ gʁ/ entsprechend Phase II in P.O.P.T. für Ersetzungsprozesse
Phase III		Rezeptiv-produktive Übungen mit Ziel- und Ersatz-CC	Kind und Therapeutin produzieren Wörter, die die Ziel- und Ersatz-CC enthalten, Kind probiert aus, welche CC korrekt ist

5

einen fließenden Onset haben, wie Nasale, Frikative und Laterale, oder die nur mit Vokal beginnen. Diese werden überdehnt, bis das Kind das Prinzip verstanden hat, dann aber sofort in normaler Geschwindigkeit und Betonung vorgesprochen. Wenn dies gut funktioniert, werden auch Wörter mit Plosiv-Onsets hinzugenommen. Sobald das Kind keine Schwierigkeiten mehr mit der Erkennung von Anlauten bei vorgesprochenen Wörtern mit Einzelkonsonanz im Onset hat, soll es versuchen, Anlaute bei selbst ausgesprochenen Wörtern zu erkennen. Für diese Übung werden keine Lautsymbole benötigt, da die Kinder an sich alle Laute isoliert produzieren können und diese damit auch benennen können, wenn sie gefragt werden, wie ein Wort beginnt.

5.4.3.2 Prinzip II: Manche Wörter haben zwei erste Laute

Anschließend wird das zweite Prinzip eingeführt. Dem Kind wird erklärt, dass es Wörter gibt, die zwei Geräusche am Anfang haben. Es soll jetzt einmal genau hören, wie das erste Geräusch und dann auch noch wie das zweite Geräusch heißt. Dafür werden zunächst CC verwendet, die aus zwei fließenden Lauten bestehen, z. B. „Sch-w-ein", „F-l-ug" oder „F-r-au", wobei die Therapeutin beim Vorsprechen beide Konsonanten deutlich dehnt, eventuell sogar etwas voneinander absetzt: [fffffffllllug] oder [ʃʃʃʃvvvvvaın]. Sobald zwei fließende Laute bei normaler Sprachvorgabe sicher identifiziert werden können, werden auch Wörter hinzugenommen, deren CC aus einem fließenden Laut und einem Plosiv bestehen (Stempel, Kleid, Spiel, Plan etc.). Die CC der Kontaktassimilation werden dabei noch nicht verwendet. Auch hier soll das Kind die Anlaute bei den von der Therapeutin vorgegebenen Wörtern identifizieren. Wenn dies sicher gelingt, soll es die Wörter selbst sagen und bei sich selbst die Anlaute identifizieren.

5.4.3.3 Spielideen für die Vorphase

Würfelspiele mit Wortschatzkarten	z. B. *Na Logo®* (Trialogo), *Schatzpiraten©* (Lingoplay), *Lottino®* (Ravensburger) etc. (Spiele, bei denen Bilder benannt werden sollen). Therapeutin und Kind überlegen jedes Mal, wenn ein Bild benannt werden muss, wie dieses beginnt. Bei den Items ist die Hierarchie aus Tabelle 1 einzuhalten.
Wäschekorb, Wäsche, Wäscheleine und -klammern	Es werden nach der Item-Hierarchie aus Tabelle 1 Wäschestücke aufgehängt und bei jedem Wäschestück, das vom Kind oder von der Therapeutin aufgehängt wird, überlegt, wie dieses beginnt.
Memory (kein Laut-Memory)	Es wird z. B. mit einem Ravensburger-Memory gespielt, wobei die Therapeutin vorher Bildpaare in der oben beschriebenen Hierarchie ausgesucht haben muss. Jedes Mal, wenn ein Bild aufgedeckt wird, wird der Anlaut benannt.

5.4.4 Phase I

Der erste Schritt von Phase I, der für die Kontaktassimilation eine Rolle spielt, betrifft die Differenzierung der Laute /k g t d/ (siehe Kap. 5.2). Die beiden Velare und die beiden Alveolare werden jeweils durch Lautsymbole belegt (/k/ z. B. mit Holzhacker, /g/ z. B. mit Gans, die watschelt, /t/ z. B. durch tropfenden Wasserhahn und /d/ z. B. durch ein Ei, das aufgeklopft wird). Je nach Alter des Kindes können hier auch ausschließlich Buchstaben verwendet werden.

Die Therapeutin spricht in der Übung dem Kind ein Item vor und das Kind soll erkennen, welches Geräusch es gehört hat (Wasserhahn, Gans, Ei oder Holzhacker). Zunächst produziert die Therapeutin nur diese vier isolierten Laute, dann aus einem Ziel- oder Ersatzkonsonanten (K) und Vokal(en) (V) bestehende Silben: ka, aka, ak, at, ga, ata, ada, da, at, aga, dann Pseudowörter, die immer nur einen dieser vier Laute enthalten, aber auch Konsonantenverbindungen (akam, tabel, klabe, magas, rallt, dabus, medump, glimop, blonk). Schließlich produziert sie Realwörter, die sie nach dem gleichen Prinzip auswählt wie die Pseudowörter. Das genaue Vorgehen hierbei entspricht dem Vorgehen der Phase I von P.O.P.T. für Ersetzungsprozesse.

Im zweiten Schritt der Phase I soll das Kind den ersten und zweiten Laut bei Realwörtern mit den Ziel- und Ersatzkonsonantenverbindungen identifizieren: /tʁ dʁ kʁ gʁ/. Die Therapeutin bietet die Wörter zunächst leicht gedehnt, dann in normaler Sprechweise an.

5

5.4.5 Phase II

Die zweite Phase besteht aus expressiven Übungen auf CC-V-Silbenebene mit allen vier Konsonantenverbindungen /kʁ gʁ tʁ dʁ/. Wichtig ist hier, dass der Schwa-Laut nicht zwischen die beiden Konsonanten gestellt wird, sondern dass man das Kind anleitet, entweder vom ersten zum zweiten Laut abzugleiten oder vom ersten in den zweiten Laut zu hauchen. Das Einsetzen des Schwa-Lautes vermittelt dem Kind, dass es sich um eine KVKV-Abfolge und nicht um eine CCV-Abfolge handelt, die das eigentliche Problem ist. Die expressive Arbeit entspricht der Phase II von P.O.P.T.

5.4.6 Phase III

In Phase III werden Übungen gemacht, die Wörter mit allen vier CC enthalten. Kind und Therapeutin benennen abwechselnd Bilder und entscheiden, welche CC im Onset richtig sind. Zu genaueren Erläuterungen für Phase III siehe Kapitel 5.1.5.

5.5 Assimilationen

5.5.1 Definition und Hintergrund

Bei einer Assimilation handelt es sich um eine Laut-Angleichung innerhalb eines Wortes. Meist kommt es zu regressiven Assimilationen, d. h., ein Laut, der weiter hinten im Wort vorkommt, gleicht sich einem weiter vorne stehenden Laut an. Es kann dabei zu einer Verdopplung des Lautes kommen, z. B. [babəl] statt Gabel (/g/ wird zu [b]), oder zu einer Angleichung an den Artikulationsort: [ʃmɛkɐlɪŋ] statt Schmetterling (/ŋ/ zieht das /t/ nach velar).

Assimilationen treten gehäuft bis zum Alter von 2;5 Jahren auf, anschließend aber nur noch vereinzelt. Bis zum Alter von 2;11 Jahren zeigt eine Reihe von Kindern noch 3–5 Assimilationen auf 100 Wörter, und auch später ist es nicht ungewöhnlich, wenn ein Kind 1–3 Assimilationen zeigt, z. B. „paput" statt kaputt (Fox-Boyer, 2023). Kinder mit Aussprachestörungen hingegen zeigen oft sehr viele Assimilationen (Fox-Boyer, 2014c). Sie sind als Zeichen eines instabilen phonologischen Systems zu werten.

5.5.2 Therapie der Assimilationen

Treten Assimilationen parallel zu einem oder mehreren anderen phonologischen Prozessen auf, werden sie in der Regel gar nicht behandelt. Die Therapie des/der anderen Prozesse(s) führt dazu, dass sich das phonologische System stabilisiert und die Assimilationen nicht mehr auftreten.

Treten Assimilationen alleine auf oder als wesentlicher Prozess neben vielen Einzelabweichungen, behandelt man diese mithilfe des Silbensegmentierens (siehe Kap. 7, Silbensegmentieren).

Therapeutisches Vorgehen: Strukturelle Prozesse

6.1 Reduktion/Tilgung von Konsonantenverbindungen

6.1.1 Definition

Ab dem Alter von 2;0 Jahren beginnen Kinder CC zu realisieren. Das bedeutet, dass Kinder, die mit einer Muttersprache aufwachsen, die die Struktur von Konsonantenverbindungen beinhaltet, diese bereits sehr früh auch realisieren. Bereits im Alter von zwei Jahren produzieren Kinder CC korrekt, wobei es bis zum Alter von 4;5 Jahren zu vereinzelten Reduktionen oder Assimilationen kommen kann. Die 3-Element-CC /ʃtʁ/ und /ʃpʁ/ werden als Letzte korrekt erworben. Die finalen CC im Deutschen werden bereits im zweiten Lebensjahr korrekt realisiert. Vereinzelt kommt es zum Auslassen des /t/ in CC wie /st/. Kinder, die ab dem Alter von drei Jahren logopädisch vorgestellt werden und gar keine CC produzieren, müssen als ungewöhnlich betrachtet werden.

Während der phonologischen Entwicklung ist es als physiologisch anzusehen, wenn CC reduziert werden, wobei es unerheblich ist, ob auf das erste oder zweite Element reduziert wird. Ebenso häufig findet sich aber, dass Kinder bei CC mit zwei Elementen diese zwar realisieren, aber ein Element ersetzt wird: <groß> → [dʁos], <Schlange> → [slaŋə]. In diesem Fall zeigt sich diese Ersetzung in der Regel auch bei den Konsonanten, die ersetzt wurden, wenn sie isoliert stehen. Es folgt dann eine Therapie des Ersetzungsprozesses, wie in Kapitel 5.1 oder 5.2 oder 5.3 beschrieben. Einzige Ausnahme ist die Therapie der Kontaktassimilation der CC /tʁ/ und /dʁ/, die in Kapitel 5.4 beschrieben wird.

6.1.2 Therapie (von Kerstin Schauß)

In den meisten Fällen findet eine gezielte Therapie der Reduktion von CC nicht statt, da sie bereits durch die Behandlung eines Ersetzungsprozesses nicht mehr auftritt. Reduziert ein Kind CC mit /ʁ/, zeigt aber auch eine Glottale Ersetzung von /ʁ/, so ist davon auszugehen, dass die RCC im Rahmen dieser Behandlung überwunden wird. Es ist daher wie beschrieben sehr wichtig, Pseudowörter und Wörter mit CC-Struktur in die Behandlungsphasen I und III zu integrieren, da sonst diese Überwindung nicht stattfinden kann. Einige Kinder werden allerdings nur wegen der Reduktion von CC vorgestellt. In diesem Fall wird das im Folgenden beschriebene Vorgehen empfohlen. Dies gilt auch dann, wenn ein Kind eine 2-Element-CC zwar mit zwei Elementen realisiert, diese aber als eine Art Platzhalter CC verwendet werden: <Blau> [blaʊ], <braun> [bʁaʊn], <Kleid> [blaɪt], <Krokodil> [bʁokodil], <Flasche> [blaʃə] ...

Dieses Vorgehen wird ebenfalls empfohlen, wenn ein Kind CC nicht nur reduziert, sondern tilgt, d. h. vollständig auslässt. Tabelle 4 gibt einen Überblick über das therapeutische Vorgehen, das im Anschluss genauer beschrieben wird. Der Behandlungsablauf wird anhand eines Therapiebeispiels erklärt, bei dem ein Kind folgendes Reduktionsmuster zeigt: /bl/ → /b/, /pl/ → /p/, /fl/ → /f/, /ʃl/ → /ʃ/.

Tab. 4: Therapieplanung für Reduktion der Konsonantenverbindung (RCCi)

	Beispiel	/bl/ → /b/, /pl/ → /p/, /fl/ → /f/, /ʃl/ → /ʃ/
Vorphase	Prinzip I Erkennen von Wortonsets bestehend aus einem Element	Wörter, die im Onset einen isolierten Konsonanten (C) oder Vokal (V) haben: Mond, Nase, Hund, Sonne, Kuh, Junge, Uhr, Igel, ...
	Prinzip II Erkennen von Wortonsets bestehend aus zwei Elementen (CC)	Wörter, die im Onset zwei Konsonanten (CC) haben: Trompete, Frosch, Schnecke, Brille, Knopf, Schwein, ... ACHTUNG! Keine Wörter mit den betroffenen Konsonantenverbindungen im Onset
Phase I	Rezeptiv: Erkennen des Kontrasts: Der Laut ist vorhanden bzw. nicht vorhanden	Identifikation des Vorhandenseins bzw. nicht Vorhandenseins des Lautes /l/ ▪ Silben nur Onsetposition (1. Schritt ohne CC, 2. Schritt mit CC) ▪ Pseudowörter nur Onsetposition (1. Schritt ohne CC, 2. Schritt mit CC) ▪ Realwörter nur Onsetposition (1. Schritt ohne CC, 2. Schritt mit CC)
Phase II	Produktiv: Produktion von CC und C im Onset	Silbenproduktion im Onset der Ziel-CC /bl, pl, fl, ʃl/ und Ersatz-C /b, p, f, ʃ/
Phase III	Rezeptiv – produktiv: Erkennen und Produktion der CC und C im Wortonset	Kind und Therapeutin identifizieren und produzieren abwechselnd Wörter, die Ziel-CC und Ersatz-C im Wortonset enthalten

6.1.3 Vorphase

Der Ablauf der Vorübung bei der Reduktion der Konsonantenverbindung entspricht dem der Therapie der Kontaktassimilation (siehe Kap. 5.4.3). Zu berücksichtigen ist allerdings bei der Auswahl der Wörter, dass die betroffenen Konsonantenverbindungen nicht verwendet werden.

6.1.4 Phase I

Da es sich bei dem Prozess der Reduktion der Konsonantenverbindung um einen Silbenstrukturprozess handelt, können keine Ziel- und Ersatzlaute gegenübergestellt werden. Die Differenzierung erfolgt zwischen dem Laut, der vorhanden sein soll, und „Nichts". Für das dargestellte Beispiel werden eine Lautsymbolkarte für das /l/ (Lecken an einem Eis) und eine leere Karte, die das „Nichts" symbolisieren soll, ausgewählt.
Die Identifikation beginnt auf Silbenebene mit der Gegenüberstellung von Silben mit dem Laut /l/ in der Onsetposition und Silben, die nur aus einem Vokal bestehen. Diese werden in unregelmäßiger Reihenfolge angeboten: lo, li, a, li, e, i, leu, o, ... Das Kind soll erkennen, ob in der Silbe ein /l/ enthalten ist (Lautsymbol /l/) oder nicht (leere Karte). Im nächsten Schritt werden die vom Prozess betroffenen Konsonantenverbindungen (CC) im Onset hinzugenommen und Silben gegenübergestellt, die nur den reduzierten Konsonanten enthalten: ble, pa, fi, flu, schli, bi, plo, fu, ble, schlu, ...
Dieses Vorgehen wird auf Pseudowortebene erneut verwendet. Zuerst werden Pseudowörter genutzt, die den Laut /l/ in der Onsetposition enthalten, und Pseudowörter, die mit einem Vokal beginnen: lat, ok, at, lus, likom, atas, omut, latis, umok, litam, ... Anschließend werden, wie auf Silbenebene, die vom Prozess betroffenen Konsonantenverbindungen (CC) im Onset und die einzelnen Konsonanten genutzt: blat, fok, schlum, flikom, patas, bomut, platis, fumok, schlitam, ... Das Kind soll auch hierbei jeweils identifizieren, ob das /l/ (Lautsymbol /l/) vorkommt oder nicht (leere Karte).
Auch auf Wortebene wird der gleiche Ablauf genutzt. Die vorgegebenen Realwörter unterscheiden sich zunächst darin, dass sie mit dem Laut /l/ in der Onsetposition oder mit einem Vokal beginnen: Lama, Arm, Ofen, Lampe, Licht, Uhu, Esel, Laterne, ... Im zweiten Schritt werden wieder die betroffenen Konsonantenverbindungen (CC) im Onset und die einzelnen Konsonanten verwendet: Blatt, Schaukel, Flasche, Blume, Fahne, Banane, Schlitten, Plätzchen, Feder, ... Wieder soll das Kind identifizieren, ob das /l/ (Lautsymbol /l/) enthalten ist oder nicht (leere Karte).

6.1.5 Phase II

In Phase II werden die Silben nach Vorgabe durch die Therapeutin vom Kind imitiert. Dabei werden alle Möglichkeiten der Konsonantenverbindungen (CC) und einzelne Konsonanten benutzt:

bl -a, -e, -i, -o, -u, -eu
pl -a, -e, -i, -o, -u, -au, -ei, -eu
fl -a, -e, -i, -o, -u, -ei, -eu
ʃl -a, -e, -i, -o, -u, -eu
b -a, -e, -i, -o, -u, -eu
p -a, -e, -i, -o, -u, -au, -ei, -eu
f -a, -e, -i, -o, -u, -ei, -eu
ʃ -a, -e, -i, -o, -ei

Das Vorgehen entspricht der Phase II P.O.P.T.

6.1.6 Phase III

In Phase III sollen das Kind und die Therapeutin abwechselnd sowohl identifizieren als auch produzieren. Für diese Ebene finden sich genauere Erläuterungen in Phase III von P.O.P.T. Für die Wortauswahl ist wichtig, dass alle Ziel-Konsonantenverbindungen (CC) und alle Ersatzkonsonanten verwendet werden. Im vorliegenden Beispiel sind dies: Ziel-CC /bl, pl, fl, ʃl/ und Ersatzkonsonanten /b, p, f, ʃ/.

6.2 Onsetprozess

6.2.1 Definition

Einige Kinder zeigen den Onsetprozess. Dabei wird in der Regel der Wortonset in betonten Silben durch /h/ oder /d/ ersetzt. Unter Onset wird der Teil einer Silbe verstanden, der vor dem Vokal steht und beim Reimen ausgetauscht wird: H-aus, Str-auß, Kl-aus, M-aus. Auffallend bei den meisten Kindern ist, dass die „Primärkonsonanten" /m n b p d t/ davon nicht betroffen sind. Alle anderen Laute werden im Wortonset betonter Silben durch /h/ oder /d/ ersetzt. Meist bedeutet das, dass alle Konsonantenverbindungen (CC) komplett durch die Ersatzlaute /d/ und /h/ markiert werden, obwohl man bei den Konsonantenverbindungen, die auch einen der stabilen Laute enthalten, erwarten könnte, dass nicht die ganzen CC ersetzt werden, sondern dass sie auf das stabile Element reduziert werden.

Allen Kindern sind zwei weitere Phänomene gemein: Der Onsetprozess tritt auch jedes Mal dann in Kraft, wenn in einem Wort die Wortbetonung nicht an erster Stelle liegt:

Elefant	/eləfant/	→	[eləhant]
Melone	/melonə/	→	[mehonə]

oder wenn eine zweite Wortbetonung innerhalb des Wortes auftritt, wie bei Komposita möglich:

Marienkäfer	/maʁinkefɐ/	→	[mahinhefɐ]
Vogelfeder	/fogəlfedɐ/	→	[hogəlhedɐ]

Man könnte daher sagen, dass der Prozess nicht notwendigerweise ein Prozess des Wortonsets ist, sondern ein Wortbetonungsprozess.

Das zweite Phänomen ist, dass die Kinder in der Regel alle Phoneme des deutschen Phoneminventars in allen Wortpositionen, abgesehen vom Anlaut oder vor Wortbetonung, beherrschen und korrekt verwenden. Nur bei einigen Kindern findet man zusätzlich physiologische Prozesse wie die Vorverlagerung von Velaren oder von Sibilanten /ʃ/ und /ç/ oder die Glottale Ersetzung von /ʁ/.

6.2.2 Therapie

Die Therapie des Onsetprozesses ähnelt der Therapie für Ersetzungsprozesse, wie sie in den Kapiteln 5.1–5.3 beschrieben ist. Abweichungen finden sich in Phase I und in Phase II. Zusätzlich wird bei Vorliegen dieses Prozesses am Silbensegmentieren gearbeitet (siehe Kap. 7), damit die Kinder die Wortstrukturen besser kennenlernen und feststellen, dass Wortbetonungen auch an anderen Positionen im Wort als ausschließlich am Wortanfang stehen können. Des Weiteren ist festzustellen, dass die Kinder, die diesen Prozess zeigen, meist große Schwierigkeiten sowohl mit dem Silbensegmentieren als auch mit dem Erkennen und Produzieren von Reimen (wenn sie älter als 4;5 Jahre sind) haben. Sie tragen das größte Risiko für eine spätere Legasthenie, wie eine Follow-up-Studie zeigen konnte (Schnitzler, 2015). Daher ist das Training der phonologischen Bewusstheit sowohl während der Behandlung der Aussprache als auch kurz vor der Einschulung zu empfehlen.

6.2.3 Vorphase

Die Vorphase ist identisch mit der beschriebenen Vorphase in Kapitel 5.1.2, wobei es sinnvoll ist, gezielt Onsetveränderungen vorzunehmen.

6.2.4 Phase I

Prinzipiell läuft die Phase identisch ab zu der für Ersetzungsprozesse in Kapitel 5.1.3 beschriebenen Phase. Da der Onsetprozess kein Prozess ist, bei dem ein Kontrast zwischen spezifischen Lauten zu erarbeiten ist, sondern die Erarbeitung einer Wortposition im Vordergrund steht, könnten alle Laute als Ziellaute zur Verfügung stehen. Um das Kind nicht zu überfordern, wird zunächst exemplarisch mit den Frikativen gearbeitet, die im Onset auftreten dürfen: /f v z ʃ/, und es wird der Ersatzlaut /h/ oder /d/ hinzugenommen. Der Ablauf ist identisch mit dem aus Kapitel 5.1.3, mit dem einzigen Unterschied, dass nur der Onset bearbeitet wird, aber nicht die anderen Wortpositionen. Das bedeutet, dass die Laute zunächst isoliert zu identifizieren sind, gefolgt von KV-Silben mit den Ziellauten und dem Ersatzlaut /fa za va ʃa/, /ha/ oder /da/, dann mit Pseudowörtern, die im Onset die Ziellaute und den Ersatzlaut zeigen, isoliert oder in Form von für das Deutsche legalen Konsonantenverbindungen (CC). Auch auf Wortebene erfolgt die Identifikation anhand von Stimuli, die die Ziellaute und den Ersatzlaut im Onset beinhalten, isoliert oder in Form von CC (Fahne, Flasche, Schule, Stempel).

Ist das Kind in der Lage, die Frikative auf allen beschriebenen Ebenen zu identifizieren, kommt eine zusätzliche Übung hinzu, bei der das Gelernte auf alle Wortonsets generalisiert werden soll. Das bedeutet, dass das Kind in dieser Phase Wortonsets bei Realwörtern identifizieren soll, die auch Nasale, weitere Laute wie /l/, /j/ und /ʁ/ enthalten, oder Wörter, die mit einem Vokal beginnen. Diese Übung entspricht in ihrem Aufbau dem Vorgehen aus Kapitel 5.4.3 (Vorphase Therapie der Kontaktassimilation). Auf die Verwendung von Lautsymbolen wird verzichtet, da die Kinder alle Laute isoliert produzieren können und daher auf die Frage: „Wie fängt Mund an?“ antworten können: „Mit: [m]“. Gelingt es den Kindern, bei Wörtern mit isolierten K-Onsets und mit CC-Onsets diese korrekt zu identifizieren, wird zu Phase II übergegangen.

6.2.5 Phase II

Phase II entspricht in ihrem Ablauf den Ausführungen in Kapitel 5.1.4. Der einzige Unterschied liegt darin, dass keine Übung auf isolierter Lautebene erfolgt, sondern direkt an der Produktion von KV- oder CCV-Silben gearbeitet wird.

6.2.6 Phase III

Auch Phase III ist identisch mit der in Kapitel 5.1.5 beschriebenen Struktur. Hier sollte insbesondere die „Reimübung“ zum Einsatz kommen. Fällt dem Kind das Erkennen und Produzieren von Reimen schwer, sollte hier parallel zunächst an der Erkennung, dann an der Reimproduktion gearbeitet werden.

6.3 Tilgung initialer Konsonanten

6.3.1 Definition

Die Tilgung initialer Konsonanten ist definiert als das Auslassen eines in der Regel wortinitialen Konsonanten, der alleine im Onset auftritt, z. B. Dach wird zu [ax]. Sie kann also nur auftreten, wenn in der Onsetposition nur ein Konsonant steht. Wird aus Stuhl [tul], ist dies die Reduktion von einer Konsonantenverbindung (CC). Löscht das Kind alle Onsets, unabhängig davon, wie viele Laute im Onset stehen müssten, liegt ein Onsetprozess vor. Die Tilgung initialer Konsonanten ist als pathologisch zu werten.

6.3.2 Therapie

Die Therapie entspricht dem Vorgehen bei der Behandlung des Onsetprozesses (siehe Kap. 6.2).

6.4 Tilgung finaler Konsonanten

6.4.1 Definition

Die Tilgung finaler Konsonanten (TfK) ist definiert als das Auslassen eines in der Regel wortfinalen Konsonanten, der alleine in der Coda (alle Laute einer Silbe nach dem Vokal) auftritt, z. B. Dach wird zu [da]. Sie kann also nur auftreten, wenn in der Codaposition nur ein Konsonant steht. Wird aus Milch [mɪl], ist dies die Reduktion von einer finalen Konsonantenverbindung (CC). Die gehäufte Tilgung finaler Konsonanten ist als pathologisch zu werten.

6.4.2 Therapie

Die Therapie entspricht im Wesentlichen dem Vorgehen bei der Behandlung des Onsetprozesses (siehe Kap. 6.2). Im Folgenden sollen die Abweichungen beschrieben werden.

6.4.3 Vorphase

Die Vorphase entspricht der Beschreibung in Kapitel 5.1.2. Dabei ist es sinnvoll, gezielt Coda-Veränderungen oder Coda-Auslassungen vorzunehmen.

6.4.4 Phase I

Prinzipiell läuft die Phase identisch ab zu der für Ersetzungsprozesse in Kapitel 5.1.3 beschriebenen Phase. Da die TfK kein Prozess ist, bei dem ein Kontrast zwischen spezifischen Lauten zu erarbeiten ist, sondern die Erarbeitung einer Wortposition im Vordergrund steht, könnten alle Laute als Ziellaute zur Verfügung stehen. Im Deutschen können folgende Konsonanten in der Coda auftreten: /m n ŋ p t k f s ʃ ç x l ts pf/. Um das Kind nicht zu überfordern, wird zunächst exemplarisch mit den Frikativen gearbeitet, die in der Coda auftreten dürfen: /f s ʃ ç x/. Der Ablauf ist identisch mit dem aus Kapitel 5.1.3 – mit dem einzigen Unterschied, dass nur die Coda bearbeitet wird, aber nicht die anderen Wortpositionen. Das bedeutet, dass die Laute zunächst isoliert zu identifizieren sind, gefolgt von VK-Silben mit den Ziellauten /af as aʃ eç ax/, dann in Pseudowörtern, die in der Coda die Ziellaute zeigen – isoliert oder in Form von für das Deutsche legalen Konsonantenverbindungen (CC). Auch auf Wortebene erfolgt die Identifikation anhand von Stimuli, die die Ziellaute in der Coda beinhalten, isoliert oder in Form von CC (Brief, Haus, Matsch, Wurst, Busch, Dach, Milch, ...).

Ist das Kind in der Lage, die Frikative auf allen beschriebenen Ebenen zu identifizieren, kommt eine zusätzliche Übung hinzu, bei der das Erlernte auf alle Wortcodas generalisiert werden soll. Dabei werden ausschließlich Wörter verwendet, die nur einen Konsonanten in der Coda zeigen. Das Kind soll daher in dieser Phase Wortcodas bei

Realwörtern identifizieren, die auch Nasale, Plosive, die Affrikate /ts/ und /pf/ und den Approximanten /l/ enthalten. Sollte das Kind neben dem Prozess TfK noch weitere Ersetzungsprozesse zeigen, sollten Wörter, die davon betroffen sind, ausgeschlossen werden (das Kind zeigt eine VV /k g/, dann werden keine Wörter verwendet, die in der Coda ein /k/ zeigen). Diese Übung entspricht in ihrem Aufbau dem Vorgehen aus Kapitel 5.4.4 (Vorphase Therapie der Kontaktassimilation, Prinzip I). In dieser Übung wird auf die Verwendung von Lautsymbolen verzichtet, da die Kinder in der Lage sein sollten, alle verwendeten Laute isoliert zu produzieren, und daher auf die Frage: „Wie hört Hut auf?" mit [t] antworten können. Neben dieser Übung kann das Kind zusätzlich gebeten werden, den Auslaut bei Wörtern, die die Therapeutin sagt, zu ergänzen. Des Weiteren kann das Kind gebeten werden, zu entscheiden, ob ein Wort noch einen Auslaut braucht oder nicht: „Ich sage Dir jetzt ein Wort und Du musst sagen, ob es so fertig ist oder ob da noch ein Geräusch hinten angehängt werden muss. Das Wort Ba ist z. B. nicht vollständig, es heißt ja Bahn, also müsste ich da noch ein Geräusch dran hängen. Das Wort Kuh aber ist fertig. Da kommt nach dem /u/ kein Geräusch mehr."
Gelingt es den Kindern, bei Wörtern mit isolierten K-Codas diese korrekt zu identifizieren, wird zu Phase II übergegangen.

6.4.4.1 Spielideen für Phase I

Blinde Kuh (Ravensburger)	Benötigt werden die Rahmenblätter, aus denen die Einzelteile herausgedrückt werden sollen. Abwechselnd puzzlen Therapeutin und Kind Teile ein. Die Therapeutin sagt dabei das Wort bis auf die Coda, und das Kind muss sagen, ob das Wort vollständig ist oder nicht. Wenn nicht, soll es den letzten Laut ergänzen.
Na Logo®, *Zaubermond®*, *Zwirbel-Wirbel®* (alle Trialogo) *Schatzpiraten©*, *Ritter Carbon©* (beide Lingoplay)	Die Spiele werden laut Spielanleitung gespielt, wobei aus dem Kartenmaterial Bildkarten aus allen Lautgruppen ausgewählt werden, die einen isolierten Konsonanten in der Coda zeigen. Jedes Mal, wenn ein Bild neu aufgedeckt wird etc., sagt die Therapeutin dabei das Wort bis auf die Coda vor, und das Kind muss sagen, ob das Wort vollständig ist oder nicht. Wenn nicht, soll es den letzten Laut ergänzen.
Murmelbahn	Es wird eine Murmelbahn aufgebaut (z. B. Haba). Bildkarten aus allen Lautgruppen werden ausgewählt, die einen isolierten Konsonanten in der Coda zeigen. Jedes Mal, wenn eine Kugel losgerollt wird, wird ein Bild neu aufgedeckt. Die Therapeutin sagt dabei das Wort bis auf die Coda vor. Das Kind muss sagen, ob das Wort vollständig ist oder nicht. Wenn nicht, soll es den letzten Laut ergänzen.

6.4.5 Phase II

Phase II entspricht in ihrem Ablauf den Ausführungen in Kapitel 5.1.4. Der einzige Unterschied liegt darin, dass keine Übung auf isolierter Lautebene erfolgt, sondern direkt an der Produktion von VK-Silben gearbeitet wird.

6.4.6 Phase III

Auch Phase III ist identisch mit der in Kapitel 5.1.5 beschriebenen Struktur. Hier sollte insbesondere die „Reimübung“ zum Einsatz kommen, wobei hier Auslaute „gelesen“ werden sollen. Auf einem Blatt sind Linien aufgezeichnet, die in Kästchen enden. In jedem Kästchen klebt ein Lautsymbol (siehe Abb. 7). Für diese Übung werden zunächst wieder die Frikative verwendet. Das Kind verfolgt mit dem Finger einen Strich, während es ein Wort sagt, und spricht das Wort am Ende mit dem Laut des Kästchens aus: Hausch, Hauch, Hauf, Haus. Es muss dann entscheiden, welcher Laut korrekt ist.

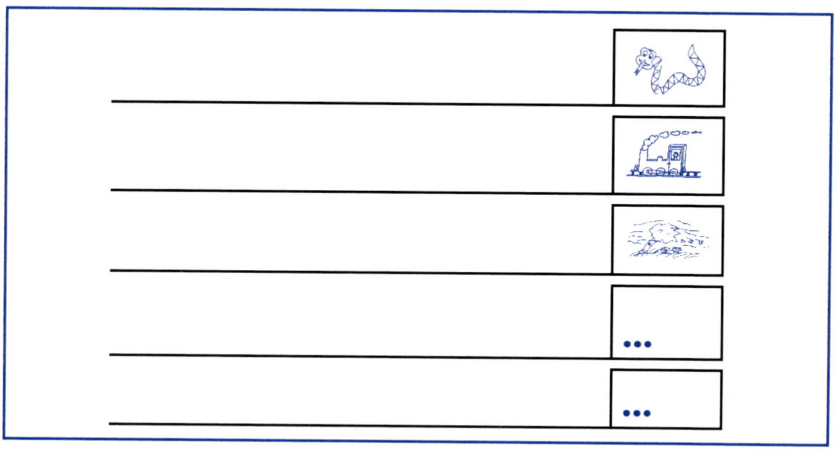

Abb. 7: Reimübung

6.5 Tilgung unbetonter Silben

6.5.1 Definition

Unter der Tilgung unbetonter Silben wird ausschließlich die Tilgung von unbetonten Silben in präbetonter Position verstanden. Sie entsprechen den unbetonten Silben in Wörtern mit jambischem Betonungsmuster, mit einem Anapäst oder mit einem Amphibrachys (betonte Silbe ist unterstrichen):

Jambisch: Pilot

Anapäst: Krokodil

Amphibrachys: Banane

Die TuS lässt sich vor allem bis zum Alter von 2;5 Jahren beobachten. Während sie bei der Produktion der ersten Wörter durchgängig zu finden ist, nimmt sie bis zum Alter von 2;5 Jahren deutlich ab. Bis zum Alter von 2;11 tritt sie noch vereinzelt auf, anschließend sollte sie maximal bei Wörtern mit der Vorsilbe /gə/ bis zum Alter 4;11 Jahren auftreten, allerdings auch hier nicht konstant.

6.5.2 Therapie der Tilgung unbetonter Silben

Tritt die Tilgung unbetonter Silben parallel zu einem oder mehreren anderen phonologischen Prozessen auf, wird sie in der Regel gar nicht behandelt. Die Therapie des/der anderen Prozesse(s) führt dazu, dass sich das phonologische System stabilisiert und dadurch die Tilgung unbetonter Silben nicht mehr auftritt.

Tritt die Tilgung unbetonter Silben alleine oder als wesentlicher Prozess neben vielen Einzelabweichungen auf, behandelt man diese mithilfe des Silbensegmentierens (siehe Kap. 7, Silbensegmentieren).

Therapie der phonologischen Bewusstheit auf der Ebene des Silbensegmentierens

7.1 Ziel des Silbensegmentierens

Übungen zum Silbensegmentieren helfen dem Kind, die Struktur von Wörtern besser wahrzunehmen. Zum einen kann das Kind erkennen, aus wie vielen Silben das Wort besteht. Zum anderen kann es die einzelnen Onsets und Codas einer Silbe besser wahrnehmen und drittens kann mithilfe des Silbensegmentierens auch die Betonungsstruktur des Wortes verdeutlicht werden. Hierfür ist es allerdings notwendig, dass die Therapeutin die einzelnen Silben nicht monoton, sondern korrekt betont spricht, d. h. die betonte(n) Silbe(n) beim Sprechen hervorhebt.

7.2 Formen des Silbensegmentierens

Beim Silbensegmentieren wird ein Wort in Silben unterteilt gesprochen: Papagei: pa – pa – gei. Zwischen die einzelnen Silben wird jeweils eine kleine Pause gesetzt. Wo diese Pausen zu setzen sind, ist in den meisten Fällen eindeutig. Uneindeutig ist dies aber dann, wenn auf einen kurzen, geschlossenen Vokal, z. B. /ɔ/, in der Rechtschreibung ein Doppelkonsonant oder die Laute /ç/,/x/ oder /ʃ/ folgen: Koffer, Tasse, Becher, Drachen, Muschel. In diesen Fällen kann auf zwei Arten getrennt werden, beides wäre therapeutisch korrekt:

Koffer	Ko-ffer	Kof-fer
Tasse	Ta-sse	Tas-se
Becher	Be-cher	Bech-cher
Drachen	Dra-chen	Drach-chen
Muschel	Mu-schel	Musch-schel

Trennt man die zweite Silbe nach dem Vokal ab, ist zu beachten, dass der Vokal auf jeden Fall kurz ausgesprochen wird [bɛ-çɐ] und nicht [be-çɐ].

7

7.3 Durchführung des Silbensegmentierens

Die gängigste Art des Silbensegmentierens ist das Klatschen während des Sprechens. Von dieser Form wird abgeraten, da das Kind parallel zum Sprechen ein Störgeräusch produziert, dass das Gehörte überlagert. Des Weiteren können gerade Kindergartenkinder nicht gleichzeitig sprechen, klatschen und zählen. Ebenfalls ungeeignet ist das Sprechen und gleichzeitige Mitzählen durch Hervorstrecken einzelner Finger. Dies ist für Kindergartenkinder motorisch schwierig.

7.3.1 Variante 1

Geschickter ist es, vor das Kind Klötzchen, Knöpfe, Muggelsteine, Glassteine, ... zu legen. Beim Sprechen soll das Kind pro Silbe ein Klötzchen von sich weg schieben. Anschließend kann es zählen, wie viele Silben es waren.

7.3.2 Variante 2

Wie beim Spiel *Kro-ko-dil* (Piatnik Verlag) werden Bilder entsprechend ihrer Silbenzahl in Streifen geschnitten. Das nun zusammengelegte Bild liegt vor dem Kind, beim Sprechen kann es mit dem Finger pro Silbe einen Streifen berühren. Auf diese Weise erhält das Kind direkt visuelles Feedback über die Anzahl der Silben, die es wahrnimmt.

Kroko – dil	: ein Streifen noch übrig
Kro – o – ko – dil	: einen Streifen zu wenig

7.3.3 Variante 3

Silben-Schreiten nach Reuter-Liehr (2011)

Das Silben-Schreiten ist einem Programm zur Behandlung von Legasthenie entnommen. Hier werden Schritte zur Seite durchgeführt. Während der rechte Fuß einen Schritt nach rechts durchführt, bewegt sich der rechte Arm von links oben (Schulterhöhe) nach rechts außen. Der Arm kommt zurück zur Körpermitte. Der linke Fuß schließt nach. Pro Silbe wird ein Schritt gemacht.

7.3.4 Spielideen zum Silbensegmentieren

Spielfelder mit Laufstrecken	Ein Regelspiel wird nach vorgegebenen Regeln gespielt. Der Farb- oder Zahlen-Würfel wird durch einen Stapel Bilderkarten mit unterschiedlichen Wortlängen ersetzt. Der handelnde Spieler zieht eine Karte und bestimmt, wie viele Silben das abgebildete Wort hat. So viele Felder darf er vorziehen.
Silbenwettspiel	Jeder Spieler erhält einen Stapel Bildkarten und fünf Steine. Jeder Spieler deckt eine Karte auf und schiebt so viele Steine vor, wie das abgebildete Wort Silben hat. Wer mehr Silben hat, bekommt beide Karten. Haben beide gleich viele Silben, wird das nächste Bild aufgedeckt und der Gewinner erhält alle vier Karten. Gewonnen hat, wer die meisten Karten hat, nachdem alle Karten aufgedeckt wurden.
Silben abzählen	*Kro-ko-dil* (Piatnik Verlag)
Für Ältere	*Silbendetektive*© (Lingoplay), *Silbolo*© (Lingoplay), *Schatz im Silbensee* (Prolog)

7

Literaturverzeichnis

American Speech-Language-Hearing Association, ASHA (2007). Childhood Apraxia of Speech. Retrieved from http://asha.org/policy. doi: 10.1044/policy.PS2007-00277

Broomfield, J. & Dodd, B. (2004). The nature of referred subtypes of primary speech disability. Child Language Teaching and Therapy, 20, 135–151. https://doi.org/10.1191/0265659004ct267oa

Campbell, T. F., Dollaghan, C. A., Rockette, H. E., Paradise, J. L., Feldmann, H. M., Shriberg, L. D., Sabo, D. L. & Kurs-Lasky, M. (2003). Risk factors for speech delay of unknown origin in 3-year-old children. Child Development, 74, 346–357. https://doi.org/10.1111/1467-8624.7402002

Crystal, D., Fletcher, P. & Graman, M. (1989). The Grammatical Analysis of Language Disability. Elsevier.

de Langen-Müller, U., Kauschke, C., Kiese-Himmel, C., Neumann, K. & Noterdaeme, M. (unter Mitarbeit von H. Bode, M. Kieslich, M. Lohaus, V. Maihack, M. Rausch, S. Schmid, C. Schmitz-Salue, H. Schöler & R. Schönweiler) (2011). Diagnostik von Sprachentwicklungsstörungen (SES), unter Berücksichtigung umschriebener Sprachentwicklungsstörungen (USES) (Synonym: Spezifische Sprachentwicklungsstörungen [SSES]). Interdisziplinäre S2k-Leitlinie, Reg.-Nr. 049/006. Verfügbar unter: http://www.awmf.org/uploads/tx_szleitlinien/049–006l_S2k_Diagnostik_Sprachentwicklungsstoerungen_2011–12.pdf [4.1.2012].

DGPP (2022). S3-Leitlinie Therapie von Sprachentwicklungsstörungen.

DGPP Deutsche Gesellschaft für Phoniatrie und Pädaudiologie, S3-Leitlinie Therapie von Sprachentwicklungsstörungen, Version 1.0, 2022, Verfügbar unter: egister.awmf.org/assets/guidelines/049-015l, Zugriff am 01.07.2025

Dodd, B. (1995/2005). Differential Diagnosis and intervention in children with speech disorders. Whurr.

Dodd, B., Zhu, H., Crosbie, S., Holm, A. & Ozanne, A. (2002). Diagnostic evaluation of articulation and phonology. Pearson.

Fox, A. (2020). Aussprachestörungen. In: U. Beushausen (Hrsg.): Therapeutische Entscheidungsfindungen in der Sprachtherapie. Reinhardt, 105-117.

Fox-Boyer, A. (2014a). PLAKSS-II – Psycholinguistische Analyse kindlicher Aussprachestörungen II. Pearsons Assessment.

Fox-Boyer, A. (2014b). Aussprachestörungen. In: M. Grohnfeldt (Hrsg.): Grundwissen der Sprachheilpädagogik und Sprachtherapie. Kohlhammer, 175–183.

Fox-Boyer, A. (2014c): Aussprachestörungen im Deutschen. In: A. Fox-Boyer (Hrsg.): Handbuch Spracherwerb und Spracherwerbsstörungen. Band II. Elsevier, 41–54.

Fox-Boyer, A. (2023). Kindliche Aussprachestörungen. (8. Aufl., Ersterscheinung 2003). Schulz-Kirchner.

Fox-Boyer, A., Albrecht, K. & Clausen, M. C. (2018). Zur Problematik der mangelnden Kompatibilität psychometrischer und theoretischer Bedingungen diagnostischer Materialien. In: R. Haring & J. Siegmüller: Evidenzbasierte Praxis in den Gesundheitsberufen: Chancen und Herausforderungen für Forschung und Anwendung. Springer, 147–164.

Fox-Boyer, A. & Neumann, S. (2023). Aussprachestörungen. In: A. Mayer & T. Ulrich: Sprachtherapie mit Kindern. Reinhardt Verlag, 14–84.

Fox-Boyer, A. & Schäfer, B. (2015). Die Phonologische Entwicklung im Deutschen in den ersten drei Lebensjahren. In: S. Sachse (Hrsg.): Handbuch Spracherwerb und Sprachentwicklungsstörungen – Kleinkindphase. Band I. Elsevier, 39–62.

Fox-Boyer, A. & Schulte-Mäter, A. (2014). Therapie von Aussprachestörungen. In: A. Fox-Boyer (Hrsg.): Handbuch Spracherwerb und Sprachentwicklungsstörungen – Kindergartenphase. Band II. Elsevier, 137–156.

Fox-Boyer, A. & Schulte-Mäter, A. (2020). Verbale Entwicklungsdyspraxie und Inkonsequente phonologische Störung: zwei seltene distinkte Störungsbilder. Forum Logopädie, 34(4), 16–23.

Fox-Boyer, A. & Strutzke, M. (2018). Auswirkung der Stimulierbarkeit von isolierten Phonen auf die weitere phonologische Entwicklung. Forum Logopädie, 1(32), 34–39.

Franke, U. (2007). Artikulationstherapie bei Vorschulkindern. Ernst Reinhardt Verlag.

Freese, W., Fox-Boyer, A. & Fricke, S. (2025). Stimulability of Phones as an Indicator of Speech Sound Disorders in German-Speaking Children? 20th biennial conference of the International Clinical Phonetics and Linguistics Association (ICPLA), Patras.

Freese, W., Masso, S., Fox-Boyer, A. & Fricke, S. (2024). Entwicklung der Wortrealisationskonsequenz von Kindern im Alter von 2;0–3;5 Jahre. 13. Interdisziplinäre Tagung über Sprachentwicklungsstörung – ISES 13, Halle an der Saale.

Fricke, S. & Schäfer, B. (2011). TPB – Test für Phonologische Bewusstheitsfähigkeiten. (2. Aufl.). https://tpb.sites.sheffield.ac.uk/

Groome, L. J., Mooney, D. M., Holland, S. B., Smith, Y. D., Atterbury, J. L. & Dykman, R. A. (2000). Temporal patterns and spectral complexity as stimulus parameters for eliciting a cardiac orienting reflex in human fetuses. Percept & Psychophysics, 62, 313–320. https://doi.org/10.3758/BF03205551

Grunwell, P. (1997). Developmental phonological disorders from a clinical linguistic perspective. In: B. W. Hodson & M. L. Edwards (Eds.): Perspectives in Applied Phonology. Aspen Publ.

Hodson, B. W. & Paden, E. (1991). Targeting intelligible speech. College-Hill Press.

Jahn, T. (2007). Phonologische Störungen bei Kindern – Diagnostik und Therapie. Thieme.

Kauschke, C., Dörfler, S., Sachse, S. & Siegmüller J. (2022). Patholinguistische Diagnostik von Sprachentwicklungsstörungen. (3. Aufl.). Elsevier.

Kent, R. D. (2000). Research on motor control and its disorders: A review and prospective. Journal of communication Disorders, 33, 391–428. doi: 10.1016/s0021-9924(00)00023-x.

Kölliker-Funk, M. (2002). Überlegungen zur Inputtherapie: von den Grundsätzen bis zur Evaluation, mit praktischem Beispiel, ISES 2 2. Internationale Tagung über Sprachentwicklungsstörungen, Universität Potsdam Institut für Linguistik / Allg. Sprachwissenschaft: Institut für Linguistik / Allg. Sprachwissenschaft der Universität Potsdam, 5.–6. April 2002.

Korntheuer, P., Gumpert, M. & Vogt, S. (2014). Anamnese in der Sprachtherapie. Ernst Reinhardt.

Kubaschk, L., Fox-Boyer, A. & Klann, J. (2015). Die Stimulierbarkeit isolierter Phone im Deutschen bei 2;5-4,0 jährigen Kindern. Sprache – Stimme – Gehör, 39, S1: S5–6. https://doi.org/10.1055/s-0034-1387612

Masso, S., Freese, W. & Fox-Boyer, A. (in Vorbereitung). Neukonzeption eines Inkonsequenz-Tests zur Differenzialdiagnostik von Kindern mit Aussprachestörung.

Masterson, J. A., Bernhardt, B. H. & Hofheinz, M. K. (2005). A comparison of single word and conversational speech in phonological evaluation. American Journal of Speech Language Pathology, 14, 229–241. https://doi.org/10.1044/1058-0360(2005/0

McLeod, Sh. (2006). An holistic view of a child with unintelligible speech: insights from the ICF and the ICF-CY. Advances in Speech and Language Pathology, 8(3), 293–315. https://doi.org/10.1080/14417040600824944

McLeod, S. & Baker, E. (2017). Children's speech: an Evidence-based approach to assessment and intervention. Pearson.

McLeod, S., Harrison, L. J. & McCormack, J. (2012). Intelligibility in Context Scale. Bathurst, NSW, Australia: Charles Sturt University.

Miccio, A. W., Elbert, M. & Forrest, K. (1999). The Relationship between Stimulability and Phonological Acquisition in Children with Normally Developing and Disordered Phonologies. American Journal of Speech-Language Pathology, 8, 347–363. https://doi.org/10.1044/1058-0360.0804.347

Neumann, S. (2012). Skala zur Verständlichkeit im Kontext Deutsch nach McLeod, Harrison & McCormack (2012). Verfügbar unter: https://www.csu.edu.au/research/multilingual-speech/speech-assessments/ics

Pennington, L., Parker, N. K., Kelly, H. & Miller, N. (2016). Speech therapy for children with dysarthria acquired before three years of age. Cochrane Database of Systematic Reviews, 2016(7). https://doi.org/10.1002/14651858.CD006937.pub3

RCSLT (2024). Royal College of Speech and Language Therapists Position Paper on Childhood Apraxia of Speech. London.

Reuter-Liehr, C. (2011). Regelaufbau auf der Basis lautgetreuer Lese-Rechtschreibfähigkeit. Band 1. Winkler Verlag.

Schäfer, B. & Fox, A. V. (2006). Der Erwerb konsequenter Wortproduktionen deutschsprachiger Zweijähriger. Sprache – Stimme – Gehör, 30, 186–192. https://doi.org/10.1055/s-2006-951757

Schnitzler, C. D. (2015). Schriftsprache und phonologische Verarbeitung bei Grundschulkindern mit im Vorschulalter überwundenen phonologischen Aussprachestörungen. Sprache – Stimme – Gehör, 39(1), 24–29. https://doi.org/10.1055/s-0035-1545270

Shriberg, L. & Kwiatkowski, J. (1994). Developmental phonological disorders I: A clinical profile. Journal of Speech and Hearing Research, 37, 1100–1126. https://doi.org/10.1044/jshr.3705.1100

Stackhouse, J. & Wells, B. (1997). Children's speech and literacy difficulties. A psycholinguistic framework. Whurr.

Stoel-Gammon, C. (2007). Variability in speech acquisition. In: S. McLeod (Ed.): International Guide to Speech Acquisition. Thomson Delmar Learning, 55–60.

Teutsch, A. (2023). Das Sprachverarbeitungsmodell nach Stackhouse & Wells (1997). In: A. Fox: Kindliche Aussprachestörungen. Schulz-Kirchner, 97–106.

Van Riper, C. (1963). Speech Correction: Principles and methods. (4th ed.). Englewood Cliffs, Prentice Hall.

Van Riper, C. & Erickson, R. (1996). Speech Correction: An Introduction to Speech Pathology and Audiology. (9th ed.). Englewood Cliffs, Prentice Hall.

Wagner, I. (2011). LOGO Ausspracheprüfung zur differenzierten Analyse von Dyslalien. Logo Verlag.

Weinrich, M. & Zehner, H. (2016). Phonetische und phonologische Störungen bei Kindern: Aussprachetherapie in Bewegung. (5. Aufl.). Springer.

Zhu Hua & Dodd, B. (2006). Phonological Development and Disorders in Children. A Multilingual Perspective. Multilingual Matters.

Zollinger, B. (2010). Die Entdeckung der Sprache. Haupt.

Anhang I Prozesserläuterungen

Prozess	Beispiel
Phonologische Prozesse	
Tilgung von Konsonantenverbindungen (TCC): Innerhalb eines Wortes wird eine Konsonantenverbindung ausgelassen. Tilgung von initialen Konsonantenverbindungen (TiCC) Tilgung von finalen Konsonantenverbindungen (TfCC)	 gʁyn → ˈyn baŋk → ba
Reduktion von Konsonantenverbindungen (RCC): Eine Konsonantenverbindung wird um ein Element reduziert (oder um ein bis zwei Elemente bei CC mit drei Elementen). Dabei kann sowohl das erste als auch das zweite Element ausgelassen werden.	fʁɔʃ → ʁɔʃ blumə → bumə
Tilgungen von Konsonanten: Innerhalb eines Wortes kommt es zu einer Auslassung von einem Konsonanten. Tilgung von wort-/silbeninitialen Konsonanten (TiK) Tilgung von wort-/silbenfinalen Konsonanten (TfK)	 kanə → anə maʃinə → mainə gabəl → gabə lampə → lapə
Tilgung von Silben: Eine Silbe innerhalb eines Wortes wird ausgelassen. Tilgung unbetonter Silben in präbetonter Position (TuS) Tilgung betonter Silben (TbS)	 bananə → nanə kanə → nə
Vorverlagerungen (VV): Phoneme, die eigentlich an einem hinteren Artikulationsort gebildet werden, werden durch Phoneme, die an einem weiter vorne liegenden Artikulationsort gebildet werden, ersetzt. Vorverlagerungen von /k g/ Vorverlagerungen von /ŋ/ Vorverlagerungen von Sibilanten /ʃ ç/ Rückverlagerungen (RV): Phoneme, die eigentlich an einem vorderen Artikulationsort gebildet werden, werden durch Phoneme, die an einem weiter hinten liegenden Artikulationsort gebildet werden, ersetzt. Rückverlagerungen von Alveolaren /t d n/ Rückverlagerungen von Sibilanten /ʃ z s/	kanə → tanə gans → dans klaŋ → klan ʃulə → sulə teləfon → kelefoŋ zɔnə → çɔnə
Glottale Ersetzung (Glot Er): Ein Phonem wird durch ein glottal gebildetes Phonem (/h/ oder /ʔ/) ersetzt.	ʁɔlɐ → hɔlɐ ʃulə → hulə

Assimilation (ASS): Ein Phonem innerhalb eines Wortes nimmt Einfluss auf ein anderes Phonem dieses Wortes, das dann dem ersten Phonem in z. B. Artikulationsort oder auch Artikulationsart angeglichen wird. Regressive Assimilation Kontaktassimilation (Kont. Ass)	fetɐt → teɐt kapʊt →papʊt tʁɛpə → kʁɛpə
Vokalisation von /l/ (VOK/l/): Das Phonem /l/ wird durch eine Mischung aus dem Vokal [i] und [j] ersetzt.	bal → baj tɛlɐ →tɛjɐ
Plosivierung (PLOS): Ein Frikativ wird durch einen Plosiv ersetzt, wobei meist der Artikulationsort erhalten bleibt.	fogəl →pogəl zɔnə →dɔnə
Deaffrizierung (DEAFFR): Einer Affrikate wird der Plosiv, der den Frikativ zur Affrikate macht, genommen.	apfəl → afəl tsaŋə →saŋə
Onsetprozess (OP): Alle Wort- und Silbenonsets bis auf /m n b p d t/ werden durch /h/ oder /d/ ersetzt.	vaʃmaʃinə →haʃmahinə bʁɪlə →hɪlə
Allophonischer Gebrauch von Lautklassen (Allo Frik/ Nas/ Plos): Eine Lautklasse (z. B. Frikative) wird durch einen einzigen Ersatzlaut ersetzt.	/f v s z ʃ ç x/ → z.B. [θ]
/f v/ → /s z/	fedɐ → sedɐ od. θedɐ
Artikulatorische Prozesse	
Interdentalität (INT): Die Sibilanten /s/ und /z/ und die Affrikate /ts/ werden durch /θ/, /ð/ und /tθ/ ersetzt.	zɔnə → ðɔnə
Multiple Interdentalität (Mult INT): Alle Alveolaren werden mit interdental liegender Zunge realisiert.	
Laterale Realisation von Sibilanten (LAT): Ein Sibilant, z. B. /ʃ/ oder /s/, wird phonetisch lateral gebildet.	ʃal → ɬal

Anhang II Materialverzeichnis

Verlag	Spiele
Haba	*Pronto Bronto* (vergriffen); *Kugelbahnen*; *Monza*
Lingoplay	*Schatzpiraten©; Silbendetektive©; Silbolo©; Ritter Carbon©* (vergriffen); Arbeitsbuch *Phonologie – Aussprache. Therapie kompakt*; *Phonologie – Aussprache. Kartenspiele R-H-L-J / T-D-K-G / F-W-S/SS-Sch, CH1-CH2 / F-W-S-SCH-D-H / Tr-Dr-Kr-GR; Spolterspeine S/SS / SCH / CH1 / K / R / T / F / Kr Gr / Tr Dr*
Trialogo	*Zwillingsbilder®; Na Logo®; Plappersackkartensätze®; Quasselstrippe®; Zaubermond®; Zwirbel-Wirbel®; LogoTrio®; TROLLI-Hefte®*
Ravensburger	*Angelspiel; Blinde Kuh; Fang den Hut®; 4 Jahreszeiten; Lotti Karotti®; Lottino®; Memory®; Schlossspiel; Tempo, kleine Schnecke!®; Jolly Octopus®*
Piatnik	*Kro-ko-dil-Spiel*
Prolog	*Spielhaus; Laut heraus: Reibelaute s, sch, ch, z; Twin GO-Serie; Schatz im Silbensee; MINIMIX; LAUTer Stempelei*
Mattel	*S.O.S. Affenalarm*
Tomy	*Pop up Pirate*
Schmidt	*Mikado, Packesel*
Hasbro	*Looping Louie*
PhonoLo, Lena Preßler	*PhonoLo, Artikulationsapp* www.phonolo.de

Weitere Spielideen finden Sie auch im Anhang von Fox-Boyer (2016).

Anhang III Stichwortverzeichnis

W

Z